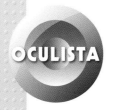

編集企画にあたって…

JN115600

　眼科医のための薬理学とい　　　　　　　　　　　　　に基礎医学で学んだ薬理学の眼科版と思われる方が多いのではないでしょうか？　しかし，眼はご承知の通り視覚に特化した独特の感覚器であり，薬物動態も一般的なものとは異なります．一方，臨床の現場では眼科領域においても何らかの投薬が行われることは日常で，その薬剤選択には眼における薬物動態や各種薬剤の特性に関する知識が必要とされます．そこでは学生時代に学んだ記憶のある古典的なものから最新鋭のものに至るまで，さまざまな薬剤のなかからその都度個別の症例ごとに的確と思われるものを我々は選択しており，言い換えれば日々の臨床において眼薬理学に接しているのです．

　このように，眼科医にとって実は身近な学問の1つと言っても過言ではない眼薬理学を，その基本＝イロハから学べるように，基礎的内容から最先端に至るまで網羅したのが本特集号です．執筆陣には日本眼薬理学会の理事・評議員の先生方のうち，近年同学会でのご発表やご活躍のめざましい教室の先生方，また，そのチームの方を中心に，各専門領域についてわかりやすくご解説いただきました．本特集号の特徴としましては，本誌編集主幹であり日本眼薬理学会理事長の村上　晶教授のご提案で，「基礎と臨床との境界領域なので，なるべく基礎系の先生方にも解説していただけるように」と配慮した点が通常号と若干異なります．その目論見通り，点眼薬の基本となる含有保存剤の位置づけや，最近増加のめざましい後発品やOTC医薬品についての話題から，主に基礎的および創薬研究面からみた血液網膜関門保護薬や抗VEGF薬といった，我々眼科医がいま知りたい話題までもが網羅され，さらにはリサーチマインドに溢れる臨床家の諸先生方からは，最新情報として新時代の点眼薬としての緑内障配合点眼薬，TNFα阻害薬，眼表面疾患治療薬およびバイオマーカー探索研究について，非常に興味深い玉稿を頂戴しました．

　眼薬理学とその魅力を新たな切り口でわかりやすく紹介した本特集号を通じて，眼科用剤やこの分野をもっと身近に感じ，知識を深め，そして眼科領域におけるこれからの新薬への期待に満ちた未来を感じていただけたら幸いです．

2022年1月

土至田　宏

KEY WORDS INDEX

WRITERS FILE

相原　一
（あいはら まこと）

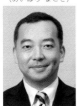

1989年	東京大学卒業
1990年	同大学眼科学教室，助手
1998年	同大学大学院生化学細胞情報部門卒業，医学博士 同大学眼科学教室，助手
2000年	カリフォルニア大学サンディエゴ校緑内障センター，臨床指導医・主任研究員
2003年	東京大学眼科学教室，講師
2012年	同，准教授 四谷しらと眼科，副院長
2014年	東京医科歯科大学，特任教授兼任
2015年	東京大学眼科学教室，教授

園田　康平
（そのだ こうへい）

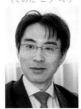

1991年	九州大学卒業
1993年	同大学医学部大学院博士課程
1997年	米国ハーバード大学スケペンス眼研究所
2001年	九州大学眼科，助手
2007年	同，講師
2010年	同，准教授 山口大学眼科，教授
2015年	九州大学眼科，教授

中村　信介
（なかむら しんすけ）

2008年	岐阜薬科大学卒業
2013年	同大学大学院博士課程修了，博士（薬学） ノバルティス ファーマ株式会社入社
2017年	岐阜薬科大学薬効解析学研究室，助教
2019年	同，講師

奥村　直毅
（おくむら なおき）

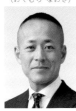

2001年	京都府立医科大学卒業
2003年	町田病院，医員
2010年	京都府立医科大学大学院医学研究科修了 同大学，病院助教
2011年	同志社大学生命医科学部医工学科，助教
2015年	同，准教授
2020年	同，教授

髙田菜生子
（たかだ なおこ）

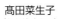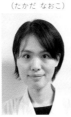

2012年	東北大学卒業 同大学病院，初期研修医
2014年	同大学眼科学教室，後期研修医
2016年	山形市立病院済生館眼科，医員
2017年	同，部長
2018年	東北大学大学院眼科学教室

中村　雅胤
（なかむら まさつぐ）

1987年	大阪薬科大学大学院修了 参天製薬株式会社入社
1997年	山口大学医学部医学博士号取得

後藤　涼花
（ごとう りょうか）

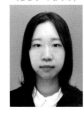

2021年	近畿大学薬学部創薬科学科卒業 同大学大学院薬学研究科薬科学専攻入学

土至田　宏
（としだ ひろし）

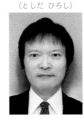

1992年	聖マリアンナ医科大学卒業 順天堂大学眼科入局
1996年	同大学医学部薬理学
1998年	同大学大学院修了 米国ルイジアナ州立大学眼科
2004年	順天堂大学眼科，講師
2007年	同，准教授
2009年	同大学医学部附属静岡病院眼科，准教授
2014年	同，先任准教授

福田　正道
（ふくだ まさみち）

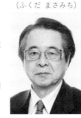

1978年	城西大学薬学部薬学科卒業
1979年	金沢医科大学眼科学講座入局
1989年	同，助手
2002年	同，講師
2013年	同，准教授
2016年	同大学総合医学研究所環境原性視覚病態研究部（併任），准教授
2018年	同大学，嘱託准教授

宮田　佳樹
（みやた よしき）

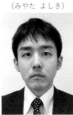

2001年	東京薬科大学薬学部卒業
2006年	同大学大学院博士課程修了，薬学博士 帝京大学薬学部，助手
2007年	同，助教
2013年	同，講師
2018年	同，准教授

眼科医のための薬理学のイロハ

編集企画／順天堂大学医学部附属静岡病院先任准教授　土至田　宏

Monthly Book

OCULISTA

編集主幹／村上　晶　　高橋　浩　　堀　裕一

CONTENTS

No.107 / 2022. 2 ◆目次

「OCULISTA」とはイタリア語で眼科医を意味します．

Monthly Book

OCULISTA
オクリスタ

2021. **3** 月増大号

No. **96**

眼科診療
ガイドラインの
活用法

編集企画　白根雅子 しらね眼科院長
2021年3月発行　B5判　156頁
定価5,500円(本体5,000円＋税)

目次

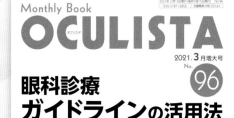

活用法のほかにも，
簡単な概要や**制作時の背景**，
現状の問題点なども含めて
解説された眼科医必携の
増大号です！

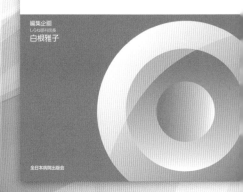

全日本病院出版会
www.zenniti.com

〒113-0033 東京都文京区本郷 3-16-4　Tel：03-5689-5989
Fax：03-5689-8030

MB OCULI. No. 107：1 – 10, 2022

特集／眼科医のための薬理学のイロハ

眼薬理学総論
―点眼剤を通じて考える身近な眼薬理学―

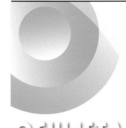

土至田　宏*

Key Words : 眼薬理学(ocular pharmacology)，点眼剤(ophthalmic solution, eyedrops)，薬効(medical virtues)，薬物動態(pharmacokinetics)，副作用(side effects)，添加剤(additive)，アドヒアランス(adherence)

Abstract : 眼薬理学は眼科医であれば誰しもかかわりのある分野である．薬剤使用の基本は薬効，薬物動態，安全性が３本柱である．医師は患者の所見，症状や考えられる病態に合わせて薬剤選択をするが，その際の眼科特有の投与方法に点眼がある．点眼剤は眼科医にとっても一般人にとっても身近な存在といえるが，製剤化された点眼剤はすでに薬効，薬物動態や安全性を確認したうえで市販されており，投与方法や回数が決められている．それらをきちんと守るためにはアドヒアランスが重要であるが，それでも予期せぬ副作用に悩まされることもある．点眼剤特有の防腐剤をはじめとする添加剤による影響や，正しい点眼方法からの逸脱等も想定される．ほとんどの眼科医はこうした事象を経験されたことがあると思われるが，その際に，眼薬理学を難解な学問と捉えず，その基本を身近な点眼剤を通じて考えることで，薬への理解をより深めることができると考える．

はじめに

　眼薬理学と聞くと，薬物動態，作用機序，受容体，細胞内伝達等，難しそうな専門用語を思い浮かべる方も多いと思われる．しかし，実のところは眼科医にとって身近な点眼剤を通じて慣れ親しまれている．点眼剤の例を挙げると，細菌感染症と診断したら抗菌点眼剤を，アレルギー性結膜炎ならば抗アレルギー点眼剤等，我々はすでに薬効を考えて薬剤を選択している．また，ひとたび薬局に行けば市販の点眼剤が溢れんばかりに陳列され，その一部はテレビコマーシャルでもお馴染みで，一般ユーザーにとっても「目薬」は非常に身近な存在といえる．

　本稿ではこうした身近な視点で眼薬理学をアプローチすることとし，これから眼薬理学を紐解いてみようと思う方や学び直そうと思われる方向けに，点眼剤を中心にごく基本的な事項を解説する．

点眼剤の歴史

1．クレオパトラの目力にも科学的根拠が !?

　目薬の起源として記録にある最も古いものは，紀元前１世紀の古代エジプトのクレオパトラが目の周りに塗っていた鉛色のアイシャドウである．これは化粧としてのみならず，エジプト神話のホルス神(天空の神)とラー神(太陽の神)によってさまざまな病気から守られるという呪術的な意味で用いられていたという話が有名である．近年の研究では使用される鉛塩が少量ならば皮膚に触れると体内の一酸化窒素(NO)の生成量を増加させ，免疫系を刺激し病原菌の撃退に役立っていたことがわかってきた[1]．つまり，鉛色のアイシャドウの眼病抑制効果に科学的根拠が示されたことになる．

* Hiroshi TOSHIDA，〒410-2295　伊豆の国市長岡1129　順天堂大学医学部附属静岡病院眼科，先任准教授

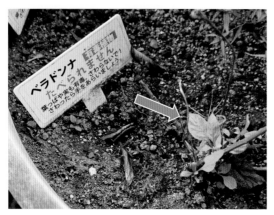

図 1. ベラドンナ
東京都薬用植物園にて筆者撮影

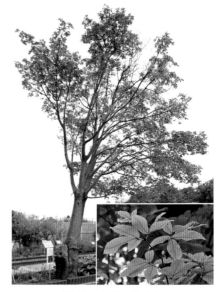

図 2. メグスリノキ
東京都薬用植物園にて筆者撮影

　その一方で，中世の女性は瞳が大きいほうが美しいとされ，ヨーロッパや西アジアに自生するナス科のベラドンナ(図1)の持つアトロピン成分による散瞳効果を狙って点眼し，時に副作用で死に至ることもあった．ちなみにベラドンナとは，bella(美しい)と donna(貴婦人)が語源で，瞳の大きな貴婦人が美しいとされていた当時の歴史的背景がうかがえる．

　ちなみに，1823年(文政6年)に来日したドイツ人医師シーボルトは，ベラドンナやハシリドコロ，ヒヨス等のエキスを，散瞳，消炎，白内障手術目的等で用いたという記録があり，その処方箋は長崎のシーボルト記念館に所蔵されている[2]．
→コラム1(p.8)

2．我が国原産「メグスリノキ」とは？

　我が国では，戦国時代に落葉樹であるムクロジ科カエデ属メグスリノキ(図2)の樹木を煎じて飲むことで目のかすみを解消しようとしたようで，司馬遼太郎著の小説「播磨灘物語」[3]によれば，黒田如水の祖父・重隆は，この樹を煎じて目薬にして使用，黒田家に巨万の財をもたらしたとある[4]．いわゆる民間療法のはしりといったところであろうが，そのため「千里眼の木」と呼ばれた．メグスリノキは山形〜宮城以南の日本の深山に自生する樹で，その後の研究で，その成分には多くの diaryl-heptanoid 化合物が発見された[5]が，その後単離された epi-rhododendrin や(+)-rhododendrol による NO 生成抑制は炎症の発生軽減に寄与するとの報告がある[6][7]．今となっては上述のクレオパトラ時代と NO の増減の関係が真逆なのが興味深い．

3．国産初の液体目薬

　幕末期に入ると，文人の岸田吟香は米国人医師でありヘボン式ローマ字の考案者であるジェームス・カーティス・ヘボンから硫酸亜鉛を主成分とする目薬の製法を教わり(硫酸亜鉛1：水450)，1867年(慶応3年)に「精錡水(せいきすい)」という名称で日本で初めて液体の目薬を販売した[8]．それまでは貝殻のなかで煉薬や粉薬を溶かして使う原始的なものだった．この頃の日本家屋では火を焚いて暖をとったり炊事を行っていたため煙が充満しやすく，目を患う人が多かったそうで需要が高まり，新聞記者でもあった岸田は新聞広告を打ち実業家としても成功をおさめると同時に，この手法は商業的活用の嚆矢となった．

4．点眼剤の市販化へ

　点眼方式の製剤が市販化されたのは1899年(明治32年)で，参天製薬の前身である田口参天堂が上述の硫酸亜鉛水和物をはじめとする有効成分を配合したガラス瓶入りの「大学目薬」を発売した(図3)[9]．1909年(明治42年)より「ロート目薬」を

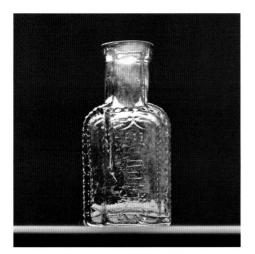

図 3. ガラス容器の点眼瓶
初期の大学目薬（田口参天堂）の容器.
筆者所蔵

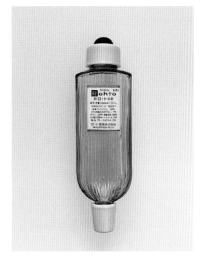

図 4. 滴下式両口ガラス点眼瓶
新ロート目薬（ロート製薬）の容器.
写真下のキャップを外し，写真上の
ゴム部を押すと，薬液が滴下される.
筆者所蔵

発売したロート製薬の前身である信天堂山田安民薬房は1931年（昭和6年）に滴下式両口ガラス点眼瓶を開発．上部のキャップを押すと下の穴から目薬が一滴出るという設計であった（図4）．ちなみに「ロート」の由来は東京眼科病院の井上豊太郎医師の留学先であるミュンヘン大学のロート・ムンド博士に処方を授かったことに由来する[10]．1962年（昭和37年）に現在のようなプラスティック容器に入った点眼剤が発売されると，瞬く間にこれに取って代わられた[11]．

その後，衛生面を考慮して防腐剤入りが主流となった．しかし，後述の如く防腐剤による副作用が出現し，近年では容器を工夫したものやシングルドーズの使い捨て容器入り等による防腐剤フリーの点眼剤の種類が増えつつある.
→コラム2（p.8）

薬剤使用の基本―薬効，薬物動態，安全性―

前項で駆け足で巡った点眼剤の歴史のなかで，いずれにも共通しているのは，まず目的があって，経験則から良いと思われるものを選択していったところから始まった点である．つまり，点眼に限ったことではないが，すべての薬剤は何らかの目的があってそれに沿った薬効を持つものが選択される.

1．隣合わせの薬効と副作用

期待する薬効が発揮されつつ，副作用を生じないのが至適濃度である．その濃度については，点眼された薬剤が涙液で希釈され，角膜を通過できるのはまたその一部であり，こうした薬物動態をも考慮する必要がある[12]．そのため，点眼剤ではそれを見越して薬効を優先して作られ，実際の点眼剤の濃度は他の投与方法のものよりも高濃度であることが多い[13]（後述）.

薬効と副作用の濃度差が広ければ広いほど安全性が高いが，反対に両濃度間が狭ければ狭いほど，副作用が出やすくなる[14]（図5，6）．上述の中世におけるアトロピンの副作用等は，厳密な濃度管理等という概念がなかったため不幸なことも生じた．薬剤には安全性が担保されている必要があり，副作用を回避すべき場合は禁忌となる.

濃度が高ければ高いほど，点眼回数も多ければ多いほどよく効くと勘違いする患者も少なくないが，濃度が高すぎると効果は減弱し[15]（図7），副作用も出現する．例えば，水であっても多飲による低ナトリウム血症，いわゆる水中毒に陥り，重症の場合は命の危険にさらされることもある.

2．眼内作用部位への到達経路
薬物投与法は血管内や硝子体内への直接投与

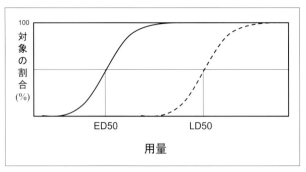

図 5. ED50 と LD50

薬剤により反応が生じ始める最低量から, 反応がピークに達する最大量の関係について, 横軸を用量の対数, 縦軸を反応量としてグラフ化したものを用量-反応曲線といい, 通常 S 字カーブを呈する. 50%の対象で反応を示した量を 50% 有効量(ED50), 50%が死に至る量を 50% 致死量(LD50)という. ED50 と LD50 の間隔が広い薬剤は安全性が高い.

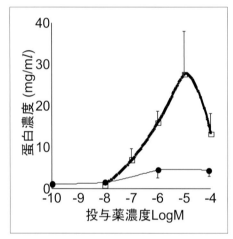

図 7. 用量-反応曲線

太線は摘出した主涙腺組織にアセチルコリンを投与した際に分泌された蛋白濃度で, 用量-反応曲線は S 字カーブを呈しているが, 右端の濃度では過量のため効果が減弱した[17].

と, 角結膜や胃粘膜からの吸収, 分布を介して作用部位に到達するものとに二分される. 特に近年薬剤の種類が増加中の抗 VEGF 抗体薬をはじめとする硝子体内注射薬は前者に該当して直接作用部位に到達するため, 通常の薬剤における粘膜等の通過, 分布を経ない点が大きく異なる. 後者に該当する経路も, 眼では特有の吸収経路を経ることになる. 例えば経口投与薬の場合, 血液房水柵や血液網膜柵の存在によって眼内濃度は通常の血中濃度で示される薬物動態とは大きく異なる[16].

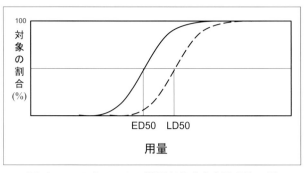

図 6. ED50 と LD50 の間隔が狭く安全域が狭い例
図 5 に比べて両者の間隔が狭い. こうした安全域が狭い薬物には麻薬や全身麻酔薬等が該当し, 毒薬または劇薬に指定されている.

しかし, 眼科用剤におけるさらに特徴的ともいえるのは, 点眼や眼軟膏の投与といった眼局所投与における吸収経路である.

3. 点眼後の薬物動態

日本薬局方では「点眼剤は結膜嚢などの眼組織に適用する, 液状, または用事溶解若しくは用事懸濁して用いる固形の無菌製剤」と定義されている[17]. 結膜嚢の保持容量は 22〜30 μl, 涙液量は 7 μl であることから, 40 μl とされる点眼剤 1 滴を点眼したとしても全量を保持できない. 1 滴の点眼液は涙液で希釈され, 一部は鼻涙管から吸収, 一部は溢れ出る. 鼻涙管を経由し鼻粘膜に到達するとそこから吸収され全身に回り全身的副作用が生じうる. このため, 上述の中世の例を出すまでもなく, 例えば β ブロッカー点眼剤は喘息や心疾患患者には禁忌である. 鼻涙管への吸収を最小限に抑制するためには, 点眼後の涙嚢部を圧迫することが重要である. 一方, 溢れた点眼液は眼瞼皮膚のただれや接触性皮膚炎を引き起こすこともあるので, ふき取ることが推奨されている. 残りが涙液で希釈されつつ眼表面に留まり, さらに拡散されて主作用部位に分布されていく. 結膜嚢内に入った点眼剤は, ①角膜や②結膜, 強膜を通して前房内, 網脈絡膜ならびに硝子体内へ, ③結膜から眼窩内を通り後眼部へ, ④結膜から吸収され, 全身血流に移行するという 4 つの経路を通る[18]. 眼内への吸収の過程において, 最も重要かつ単純ではないのが角膜の通過である. 角膜上皮は脂溶性, 実質は水溶性であるため, 両者のバランスの

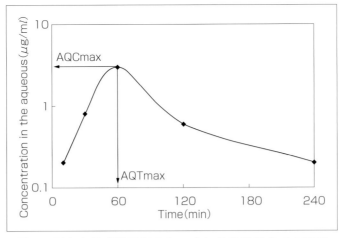

図 8. 房水内最高濃度(AQCmax)と最高濃度までの時間
　　　(AQTmax)
房水内最高濃度(AQCmax)は，点眼剤の最終点眼後に前房水を
採取し投与薬の濃度測定を行った際最高を示した値をいい，
最高濃度に達した時間を AQTmax という.

取れた薬剤ほど角膜内を通過しやすい傾向にある. 点眼剤の薬物は角膜内を拡散しつつ前房に至った後，房水の温流により攪拌されながら蛋白とも結合し，虹彩，水晶体等に到達する. 点眼の組織への意向の指標としては，例えば抗菌点眼剤では房水内最高濃度(AQCmax)が提唱されている(図8)[19]. これは，眼においては血中濃度よりも眼内以降が重要視されるためである.

＜実は高い点眼液の薬物濃度＞

このように，点眼投与した薬物が作用部位で至適濃度に到達するためには，点眼液本体の濃度は高く作られる必要がある. 経験的に知られているのが「10分の1ルール」[16]で，眼組織を移行する度に 1/10 以下に希釈・拡散されるというものである. 上でも触れたようにまず涙液で希釈され約 1/10 が結膜嚢に留まり，角膜を透過できるのはその 1/10 なので 1/100，房水で 1/10 希釈され 1/1,000，目標組織ではさらに 1/10 の 1/10,000 にまで希釈されるとの見方である. 仮にプロスタグランジン製剤で考えた場合，現行の点眼剤濃度であれば，受容体への親和度は房水や毛様体で至適濃度に到達する計算であり，事実，臨床の場で眼圧下降効果が示されている. しかし，角膜上皮の立場で考えると，非常に高濃度の薬剤がふりかけられていることになる.

添加剤について

点眼剤の添加剤には可溶化剤，安定化剤，溶解補助剤，等張化剤，緩衝剤，防腐剤，粘稠化剤等を含有する[20]. 後発医薬品は主成分以外の規制がないため，製剤によっては角膜透過性や眼内移行，副作用等が異なる可能性がある. また，点眼容器もメーカーによって異なるため，1滴の容量にも違いが生じる.

1. 防腐剤の功罪

防腐剤は，点眼容器内の細菌や真菌汚染を抑制する目的で配合される. 最も多用されている塩化ベンザルコニウム(BAC)の結膜嚢での濃度は 0.01～0.05％が推奨されているが，点眼回数や本数が多ければ多いほど，角膜上皮細胞の膜蛋白への悪影響が及ぶ可能性が高まる. また，症例によっては接触性皮膚炎のもとになることもある. このため，近年では頻回点眼や長期点眼が予想されるものに関してはBACが含まれないBACフリー点眼剤が用意されている.

最近ではBACの影の部分ばかりが強調されがちであるが，思わぬ良き副作用ももたらすこともあるようである. 筆者らの研究では，抗緑内障治療薬の長期にわたる点眼例では，点眼行為自体による wash out 効果も相まって結膜嚢の細菌，特

にグラム陽性菌の検出率低下を示すと同時に，レボフロキサシンに対する耐性菌出現率が有意に低下していたことが示された[21]．その一方で，BACのありなし両群の抗緑内障点眼剤長期使用者の結膜嚢から分離された表皮ブドウ球菌においては，BAC含有点眼剤のほうでメチシリン耐性株が有意に高率であったとする報告もある[22][23]．これらは菌種によるものか，使用点眼剤の違いによるものかまでは定かではないが，こうした点眼による結膜嚢常在細菌叢への何らかの影響を及ぼすことが明らかになりつつある．

2．後発医薬品の添加剤に関する留意点

国主導による医療費抑制策の一環により，医薬品の有効成分に対する特許が切れた先発医薬品の主成分と同じ薬を他の製薬会社が製造・供給をする後発医薬品（ジェネリック医薬品）が急速に普及し続けている．後発医薬品は，承認申請時に先発医薬品同等の薬効証明のための生物学的同等性試験が必要な一方，単回投与毒性，反復投与毒性，遺伝毒性，がん原性，生殖発生毒性，局所刺激性，その他の毒性の毒性試験全7項目が免除されている[24]．また，主成分以外の規制はなく，材料，製造方法，添加物や剤形が異なるために薬効が異なることが指摘されている．点眼剤においては，基剤や防腐剤，添加物等の規制がないため，同様の注意が必要と思われる．

点眼の実際

点眼剤は他の治療薬と異なる重要な点が4つ挙げられる．1つ目は主剤，2つ目はそれを溶かしている基剤，3つ目は点眼製剤の剤型，形状，4つ目は患者自らが点眼することである[25]．ここでは4つ目の点眼行為の実際について述べる[12][26][27]．

1．点眼方法の基本
①点眼前に手指洗浄を行う．
②キャップを開けて，清潔な場所にきちんと置く．
③清浄綿やティッシュペーパーを用意する．
④点眼瓶を指の腹で押せるように持つ．
⑤反対の手の指で下眼瞼を引き（軽いアカンベー），上を見る（見させる）．
⑥点眼瓶の先端が睫毛，眼瞼，角膜に触れないように「1滴」点眼する．
⑦瞬目はせず静かに閉瞼する．
⑧内眼角を軽く押さえると同時に，溢れた液は上記の清浄綿かティッシュペーパーで拭き取る．
⑨点眼瓶の先端に触れないようにキャップを閉める．

2．その他の留意点
①点眼回数は点眼剤によって決まっている．
②点眼の順番は，水性点眼液→懸濁液→ゲル化液の順が望ましい．眼軟膏も投与する場合は一番最後．
③保存は，遮光や冷所保存を要するものにはその記載があり従うこと．それ以外は室温保存が基本．
④開封後の使用期限は特記されているものはそれに従う．使い捨てタイプは1度開封し点眼後は直ちに破棄．市販の人工涙液は10日，その他は1か月程度で破棄するのが目安となる．

3．副作用
点眼剤は濃度が濃いため[13]，鼻粘膜から吸収されて全身副作用が出ることもある．どの薬でも起こる可能性のある副作用と，各点眼剤独特の副作用とに分けられる．前者の一般的なものとして，瘙痒感，異物感，刺激感，結膜充血，眼瞼炎，過敏症，アレルギー性結膜炎，接触性皮膚炎，角膜上皮障害，眼脂，霧視，味覚障害，ショック，アナフィラキシーショック等が挙げられる．副作用発生時は直ちに投薬を中止するが，副作用と気づかない場合も多い．全身副作用やアレルギー，アナフィラキシーショック等の場合は迅速な対応が必要となる．

4．アドヒアランス
点眼剤が処方された後，患者が自宅で指示通りに付けているかは，医療機関では知る由もない．以前はコンプライアンスの向上に着目されていたが，世界保健機構（WHO）は2001年に患者の治療への理解に基づく能動性を重視したアドヒアランスを推奨すると定め，現在では『服薬遵守＝アド

ヒアランス』という考え方が主流である．そのためには，医師より処方される薬の効果と副作用の説明を受けて患者自らが理解したうえで，患者主体で治療方針を決定する必要があるが，そこには，患者と医師との信頼関係の構築が不可欠である．

とはいえ，投薬の種類が多いとさぼりがちになるケースも少なくない．そこで，厚生労働省は2010年に患者のQOLを高める目的で配合剤を容認，眼科領域でも緑内障治療薬の配合点眼剤が複数認可され，アドヒアランスを高める切り札となった．このメリットは，点眼回数と点眼本数を減らすのみならず，投与される防腐剤の量も減らすことができ，副作用予防の観点からも有用である．

5．コンタクトレンズ上からの点眼の是非

コンタクトレンズ（CL）装用時に点眼投与することで，理論的にはCLに薬剤や防腐剤が吸着されたり，CL形状に影響を及ぼす可能性がある．ハードCL（HCL），毎日使い捨て型ソフトCL（SCL）であれば影響が少ないが，レンズケアを要するSCLでは要注意である．

1）点眼剤のpHによる影響

酸性下ではレンズ径が縮小，アルカリ下ではレンズ径が拡大，浸透圧が高張だとレンズ径が縮小しうるため，フィッティング状態に変化が生じる可能性がある[28]．

2）BACによるCLへの影響

SCLにBACを浸漬した研究では一部を除きレンズ径が濃度依存性に縮小したため[29]，フィッティング状態やレンズのセンタリング，見え方への変化，角結膜への影響が出る可能性がある．

3）CL装用眼への点眼の実際

以上，理論的には留意すべき点が多いが，実際に244例のCL装用者への点眼剤の影響をみた小玉は，レンズへのBAC吸着量はレンズの種類によって異なるものの，明らかに点眼剤によると思われる角結膜障害を示した症例は認めず，フィッティング状態にも変化はみられなかったと報告した[30]．同論文では，CL装用時においても，医師の管理のもと定期検査を十分にすれば，比較的安全に点眼剤を使用することが可能であると思われたと結論づけると同時に，以下の注意点を挙げた．

①長期点眼が予想される場合，防腐剤フリーの点眼剤を用いる．

②複数の点眼使用時は間隔を十分にあける．

③感染症が疑われたらCL装用を中止し治療を優先する．

④症状が改善したらすぐに点眼を終了する．

⑤点眼剤使用中は定期検査の間隔を短くし，確実に来院させる．

⑥涙液量のチェックやフィッティング状態を常に確認する．

おわりに

眼薬理学は実際のところとても奥が深く，その総論といっても誌面の都合もあり，本編ではその一部である点眼剤に絞って触れた．もっと学問的なものを示すべきという意見や，点眼剤がすべてではないといった意見も多く出そうであるが，一般的な眼薬理学総論は拙出ではあるものの2016年に執筆させていただいており[14]，今回は重複を避けるべく点眼剤に限定し，しかも読みやすく有用な内容とさせていただいたことをご容赦願いたい．

本稿の主なる目的は冒頭でも述べた如く，本来身近であるはずの眼薬理学への「気付き」を促すことである．かくいう筆者も若かりし頃に大学院生として薬理学教室に修行に行くまでは，眼科医にとって，いや一ユーザーとしても点眼剤という存在が身近過ぎて，それを1本処方する，あるいは点眼すること自体が当たり前に思えてすらいた．しかし，その後多くの患者や恩師，実薬に触れるにつれ，たかが点眼剤1本処方するにしても，そこには先人達の血の滲むような努力，犠牲と成功のもと，また，長年の学問と研究の積み重ねの上に今，目の前にある1本の点眼剤が生み出されてきたことに気付かされた．たかが1本と侮ること無かれ．この1本に願いを込めて作ってきた研究者，開発者，そして製造業者．1滴の力を信じて

処方する眼科医．それに期待して必死に治療に励む患者．それをサポートする家族や薬剤師，その他の医療従事者，これらすべての願いがこの1本，1滴に集結しているのである．そう思うと，今，目の前にある点眼剤が愛おしく思えると同時に，敬意の念を抱かざるを得ない．となると，点眼剤はやはり眼薬理学の基本となる，大きな柱の1つなのだと思う．

　この分野に1人でも多くの先生方に興味を持っていただき，薬への理解を深めることは，今日明日の処方の際にもより自信を持って患者に薦めることに繋がると確信する．本書を手に取られた先生方の今後がそうなることを願いつつ，本稿を終えることとする．

コラム1　諸説ある目薬の起源

　世界の往来がなかった古代には各地で多くの文明が栄えたが，眼病に患う者はどの地にもいるがゆえに，目薬も文明ごとに生み出されていた可能性がある．目の治療薬に関する記載は，実のところクレオパトラより以前のエジプトで紀元前1500年頃のエーベルス・パピルスに眼疾患治療の処方に関するものがあり，遺跡からは点眼瓶も出土されているという．ギリシャ医学はヒポクラテスに源流を持つが，古代ギリシャではクレオパトラ軍をも破ったローマ帝国軍に紀元前146年に敗北後，ローマ帝国の各地に移動した眼科医は自分の名を入れた点眼瓶を広告に使用した．古代インド医学の流れを汲む西暦2〜5世紀頃の医学全書「チャラカ」には点眼剤に塩類を用いたとある．古代イスラエルでは点眼剤の成分として水，ワイン，母乳，植物性薬物等が7世紀のタムルード聖書の記載から窺える．

（奥沢康正：世界の眼科史通覧．眼科診療プラクティス93 眼科学の歴史，pp. 2-15，文光堂，2003．より抜粋，改変）

コラム2　「点眼剤」，「点眼液」，「点眼薬」と「目薬」との違いは？

　令和3年6月7日に告示された「第十八改正日本薬局方」の製剤総則では「点眼剤」が用いられている．「点眼液」は，先発品・後発品ともに点眼剤の商品名や販売名の次に用いられていることが多い．例えばレボフロキサシン点眼剤の場合は，1行目に「広範囲抗菌点眼剤」と種類に関する記載があり，2行目に「日本薬局方 レボフロキサシン点眼液」，3行目に販売名「レボフロキサシン点眼液0.5%「○○」」といった具合に薬剤名＋点眼液＋濃度＋「製薬会社名」の順で記載され，後発薬には「○○」に製薬会社名が入る．なお，先発薬は販売名が独自のものとなっており「○○」は入らない．

　なお，日本眼科学会用語委員会編集の眼科用語集第6版(2018年)では，「点眼薬」が用いられている．1988年の初版の序には眼科用語の歴史と慣用を踏まえる一方，医学の他の分野との整合性を尊重してまとめたものとある．

　「目薬」はこれらの通称であるが，一般の薬局で市販されているものを指す場合が多い．

文 献

1) Tapsoba I, Arbault S, Walter P, et al：Finding Out Egyptian Gods' Secret Using Analytical Chemistry：Biomedical Properties of Egyptian Black Makeup Revealed by Amperometry at Single Cells. Anal Chem, **82**：457-460, 2010.

2) 宮崎正夫：シーボルトの散瞳点眼薬. 薬史学誌, **29**(3)：469-482, 1994.

3) 司馬遼太郎：播磨灘物語(1). 講談社文庫, 1978.

4) 安藤英男編：黒田如水のすべて. 新人物往来社, 1992.

5) 井上隆夫：メグスリノキ及びヤマモモの成分. Diarylheptanoid を中心として. 薬誌, **113**(3)：181-197, 1993.

6) Morikawa T, Tao J, Ueda K, et al：Medicinal Foodstuffs. XXXI. Structures of New Aromatic Constituents and Inhibitors of Degranulation in RBL-2H3 Cells from a Japanese Folk Medicine, the Stem Bark of *Acer nikoense*. Chem Pharm Bull, **51**(1)：62-67, 2003.

7) Fushiya S, Kabe Y, Ikegaya Y, et al：(＋)-Rhododendrol and epi-Rhododendrin Suppress the NO Production by Activated Macrophages *in vivo*. Planta Med, **64**(7)：598-602, 1998.

8) 小林弘忠：浮世はままよ【岸田吟香ものがたり】. 東洋経済新報社, 2000.

9) 参天製薬ホームページ：Santen の歴史. https://www.santen.co.jp/ja/about/outline/history.jsp(2021 年 8 月 30 日アクセス)

10) 西脇純子：家庭薬物語(第22回)ロート目薬. ファルマシア, **52**(1)：54-55, 2016.

11) 園田真也：解剖と器具から道理を知る 眼科手術の礎石 最終回 点眼容器の歴史. 眼科グラフィック, **6**(4)：402-406, 2017.

12) 石岡みさき：第 1 章 点眼薬の基礎. 点眼薬の選び方, 日本医事新報社, pp.1-15, 2018.

13) 北川和子：点眼薬の眼組織内移行およびドラッグデリバリーシステム. 眼科 New Insight2 点眼薬—常識と非常識(大橋裕一編), メジカルビュー社, pp.24-35, 1994.

14) 土至田 宏：薬剤使用のイロハ. 眼科疾患 最新の治療 2016-2018(大橋裕一, 白神史雄, 村上 晶編), 南江堂, pp.69-78, 2016.
    Summary タイトルの通り, 眼薬理の基本を解説した総説で, そのなかでも最新のもの.

15) Toshida H, Nguyen DH, Beuerman RW, et al：Neurologic evaluation of acute lacrimomimetic effect of cyclosporine in an experimental rabbit dry eye model. Invest Ophthalmol Vis Sci, **50**(6)：2736-2741, 2009.
    Summary 主題となる薬剤との比較対照に副交感神経作動薬を用い, 濃度依存性カーブがきれいに描かれている.

16) 吉川啓司：「1 滴」のチカラを科学する！点眼剤. レシピプラス, **17**(4)：21-35, 2018.
    Summary 薬剤師向け月刊雑誌に一冊まるまる点眼剤の特集記事が組まれた俊逸の眼薬理関連号.

17) 厚生労働省ホームページ：日本薬局方. https://www.mhlw.go.jp/stf/seisakunitsuite/bunya/0000066530.html(2021 年 8 月 30 日アクセス)

18) 鈴木康之：【点眼薬再び】点眼というアプローチ. 日本の眼科, **82**(5)：604-606, 2011.

19) 三井幸彦, 大石正夫, 佐々木一之ほか：点眼液の薬動力学的パラメーターとしての AQCmax の提案. あたらしい眼科, **12**(5)：783-786, 1995.

20) 河嶋洋一：点眼薬の設計思想. 眼科 New Insight2 点眼薬—常識と非常識(大橋裕一編), メジカルビュー社, pp.6-14, 1994.

21) Honda R, Toshida H, Suto C, et al：Effect of long-term treatment with eyedrops for glaucoma on conjunctival bacterial flora. Infect Drug Resist, **4**：191-196, 2011.

22) Ohtani S, Shimizu K, Nejima R, et al：Conjunctival Bacteria Flora of Glaucoma Patients During Long-Term Administration of Prostaglandin Analog Drops. Invest Ophthalmol Vis Sci, **58**(10)：3991-3996, 2017.

23) Lee J, Iwasaki T, Ohtani S, et al：Benzalkonium Chloride Resistance in Staphylococcus epidermidis on the Ocular Surface of Glaucoma Patients Under Long-Term Administration of Eye Drops. Transl Vis Sci Technol, **9**(8)：9, 2020. doi：10.1167/tvst.9.8.9. eCollection 2020

24) 加藤洋美, 吉井美智子, 小澤光一郎：後発医薬品の適正使用と医薬品添加物に関する研究. 薬誌, **127**(12)：2035-2044, 2007.

25) 相原 一：近代点眼薬の過去と未来. 日本の眼科, **82**(5)：608-612, 2011.

26) 中村 聡：点眼薬の使い方総論—点眼薬の使い方の基本—. 点眼薬の選び方と使い方, 南江堂, pp.1-17, 2003.

27) 吉川啓司：「1 滴」のチカラを踏まえた点眼指導・管理の重要性. レシピプラス, **17**(4)：36-48,

2018.

28) 佐野研二：点眼薬がソフトコンタクトレンズの含水率に与える影響．日コンタクトレンズ会誌，**56**(3)：S13-S15，2014.

29) 松永　透，佐藤隆郎，渡部保男ほか：ソフトコンタクトレンズと塩化ベンザルコニウムの相互作用および有用性に関する評価．日コンタクトレンズ会誌，**48**(2)：76-81，2006.

30) 小玉裕司：コンタクトレンズと点眼薬．あたらしい眼科，**17**(7)：945-950，2000.

MB OCULI. No. 107 : 11 – 18, 2022

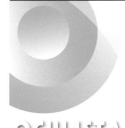

特集／眼科医のための薬理学のイロハ

点眼薬における保存剤の功と罪

OCULISTA

後藤涼花[*1]　長井紀章[*2]

Key Words : 眼科用保存剤(ophthalmic additives)，ベンザルコニウム塩化物(benzalkonium chloride : BAC)，
パラベン類(paraben)，角膜症(keratopathy)

Abstract：点眼薬は，注射剤と同様に無菌製剤であり，眼科用添加物である保存剤は製剤設計上必要不可欠である．これら保存剤の一種であるベンザルコニウム塩化物(BAC)は，水によく溶け，室温での安定性が良く，加圧にも耐え，幅広い抗菌域を有している．これら抗菌効果に加え，BAC は界面活性作用も有し，点眼薬調製において問題となる主薬の溶解性改善や，眼内移行性を高めるといった利点も有している．その一方で，BAC は高い細胞傷害性を有しており，ドライアイ患者や長期連続使用者における薬剤性角膜障害の発現に強く関与する．本稿ではこれら"保存剤 BAC"の"功"と"罪"について概説する．

はじめに

　点眼薬は主薬(主成分となる薬物)と添加物(製剤設計上必要な薬物)から成り立っており，眼科領域における薬物療法の中心である．これら一般的な点眼用添加物としては表1に示すように保存剤，等張化剤，緩衝剤，可溶化剤，安定化剤，粘稠化剤等が挙げられる．

　これら添加物は主薬とともに製剤設計上必要不可欠であるが，使用量等によっては細胞毒性を示すものも存在する．なかでも点眼薬による細胞毒性の影響を最も受けやすいのが点眼後最初に薬物と接する角膜であり，点眼表層角膜症や眼瞼炎といった眼局所の副作用は患者のコンプライアンス低下につながる．したがって製剤学的観点から点眼薬について考える際には，点眼薬に含まれる添加物の種類，添加目的(効果)，障害性(副作用)について常に考慮しなければならない．本稿ではこ

れら点眼用添加物のなかでも特に細胞毒性が高く問題視されている"保存剤"に注目し，その"功"と"罪"について概説する．

点眼薬中における保存剤の役割

　ヒトは外部からの情報の約80%を視覚から得ているといわれており，眼はその構造上，瞼を開いている間ずっと外部にさらされ，刺激を受けやすい器官である．また，眼表面は常時涙液で満たされており，水分，温度，栄養の観点から，細菌やウイルスの繁殖に最適な環境を有するとともに，瞼により眼球が包まれるような構造であるため，異物が溜まりやすい状態にある(図1)．このように，眼への薬物供給時に微生物が混入すると感染症を引き起こしやすいことから，点眼薬は注射剤と同様に無菌製剤とされている．

　一方で，点眼薬は患者自ら投与する剤形であること，単回使用の1回使い捨てタイプと多回繰り返し点眼できるタイプがあること，さらに，医療用医薬品だけではなく，一般用医薬品(OTC 医薬品)としても使用される製剤である．このため，無

*1 Ryoka GOTO，〒577-8502　東大阪市小若江 3-4-1
　近畿大学薬学部製剤学研究室，大学院博士前期課程
*2 Noriaki NAGAI，同，准教授

表 1. 点眼用添加物の種類と役割

種　類	役　割
保存剤	細菌，カビ，酵母等の微生物に汚染されるのを防止するとともに，微生物による変質を抑える目的で用いる． ex. ベンザルコニウム塩化物（BAC），パラベン（パラオキシ安息香酸メチル，パラオキシ安息香酸プロピル），クロロブタノール
等張化剤	涙液の生理的な状態に近い浸透圧に合わせる目的で用いる（等張化のために用いる）． ex. ブドウ糖，濃グリセリン，塩化カリウム，塩化ナトリウム，D-マンニトール
緩衝剤	薬物の安定性や角膜透過性を考慮し，経時的なpH変動を防止する目的で用いる． ex. ホウ酸，ホウ砂，炭酸水素ナトリウム，酢酸ナトリウム水和物，クエン酸ナトリウム水和物，リン酸水素ナトリウム水和物
可溶化剤	有効成分が水に溶けにくい際に，界面活性剤作用を有する薬物を加え主薬の溶解性を高める目的で用いる． ex. ポリソルベート80，ステアリン酸ポリオキシル40，ポリオキシエチレン硬化ヒマシ油
安定化剤	有効成分が水溶液中で不安定な場合，化学的分解等を抑制する目的で用いる． ex. クエン酸，亜硫酸水素，亜硫酸ナトリウム，エデト酸ナトリウム水和物 等
粘稠化剤	薬物の結膜嚢内の滞留性を向上させ，薬効の持続性や眼内移行性を高める目的で用いる． ex. ヒプロメロース，メチルセルロース，ポリビニルアルコール，カルボキシメチルセルロース，ヒドロキシプロピルメチルセルロース
pH調節剤	有効成分の安定性等を考慮し，点眼剤のpHを調節する目的で用いる． ex. 希塩酸，水酸化ナトリウム

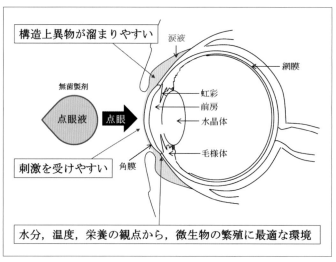

図 1. 薬剤性角膜上皮障害の進行とその治療の原則

菌製剤でありながらも，使用時に細菌等の混入の危険性が高い製剤であり，点眼薬の微生物汚染に起因する感染リスク軽減のため保存剤が添加されている．点眼用保存剤としては表2に示すように，逆性石けん類，パラベン類およびアルコール類が多用され，それぞれ十分な保存効果を示す有効濃度も異なっている．本稿では点眼用保存剤のなかで最も広く用いられるベンザルコニウム塩化物（BAC）による眼組織への影響について述べる．

＜ベンザルコニウム塩化物（BAC）＞

　保存剤は，有効成分の性質，pH，微生物の種類により有効濃度が異なり，それ自体の科学的安定性も異なることから，その選択には注意を要する．この保存剤の一種であるBACは，水によく溶け，室温での安定性が良く，加圧にも耐え，幅広い抗菌域を有している．これら抗菌効果に加え，BACは界面活性作用も有し，点眼薬調製において問題となる主薬の溶解性改善や，眼内移行性を高めるといった利点から，点眼薬の調製において汎用されている保存剤（添加物）である．その一方で，BACは高い細胞傷害性を有しており，薬剤性角膜障害の発現に強く関与することが知られている[1]~[3]．この角膜障害機構として，BACが細胞膜の浸透性を高めることで，膜破壊，細胞質の変性が起こり，高い角膜上皮細胞傷害性が現れることが報告されている[3]．したがって，眼組織への影響を避けるため，一般的に使用されている濃度をそのまま用いるのではなく，最低濃度にとどめる必要がある．

薬剤性角膜症の問題点と発症要因

　超高齢化社会を迎える我が国においては，患者が高齢者であることが多く，角膜上皮自体の予備能や涙液分泌が減少していること等より，従来と比較し薬剤性角膜上皮障害が顕在化してきている．先述した通り，これら点眼薬による角膜上皮障害には主薬および添加物による細胞毒性（界面活性作用や高い疎水性による細胞膜破壊等）が関与しており，なかでも，点眼薬による角膜上皮障害の主たる要因として，①点眼薬中に含まれる保存剤の毒性，②点眼薬中主薬の副作用（または細胞傷害性），③角結膜上皮が脆弱な基礎疾患の存在が一般であると考えられる．これら角膜障害にかかわる3つの要因について下記に示す．

1．点眼薬中に含まれる保存剤の毒性

　第1の要因として，保存剤による細胞傷害が知られている．本来，BACは界面活性作用によって細菌の細胞膜を破壊する目的で含有されている

表 2．点眼薬中の保存剤の種類と有効濃度

保存剤	有効濃度(%)
逆性石けん類	
BAC	0.001〜0.02
ベンゼトニウム塩化物	0.002〜0.02
グルコロン酸クロルヘキシジン	0.01
パラベン類	
パラオキシ安息香酸メチル	0.05〜0.1
パラオキシ安息香酸エチル	0.05〜0.1
パラオキシ安息香酸プロピル	0.03〜0.05
パラオキシ安息香酸ブチル	0.01〜0.03
アルコール類	
クロロブタノール	0.01〜1.0
フェニルエチルアルコール	0.5

が，同時に角膜上皮ムチン層を破壊し，角膜上皮細胞の微絨毛（microvilli）を傷害する．さらにBAC含有点眼薬の長期連用により上皮障害が修復する時間的余裕がなく，次の侵襲が加わるために遷延化しやすいと考えられる．これらBACの使用濃度は，眼組織への影響を避けるため最低濃度（0.001〜0.02%）にとどめられている．しかし，最低濃度においてもBACは薬剤性角膜障害発現に強く影響することが知られている[1]~[3]．

2．主薬自体が眼表面に及ぼす副作用

　第2の要因に主薬自体が眼表面に及ぼす副作用が知られている．治療において長期にわたる点眼薬の使用が必要で，高齢者に多くみられる眼疾患である緑内障の治療点眼薬を例に挙げると，交感神経β遮断薬の局所麻酔作用[4]が有名である．この交感神経β遮断薬の局所麻酔作用により眼表面が麻酔されると，涙液の反射性分泌の低下からドライアイを発症し乾燥性角結膜上皮障害を生じる．さらに，涙液分泌の低下により，点眼後の涙液中主薬成分や保存剤をはじめとした添加物の眼表面での濃度が高まるために上皮障害が発症しやすくなる．また角膜上皮の末梢神経自由末端が麻酔されることから上皮再生が遅れ，いったん発症した上皮欠損の修復が遅延，上皮障害が遷延する．

3．角結膜上皮の脆弱性

　第3の要因である角結膜上皮の脆弱性を有する基礎疾患としては，アトピー性皮膚炎や糖尿病等が挙げられる．これらの疾患では角膜上皮幹細胞が疲弊しており，palisades of Vogt（POV，角膜輪

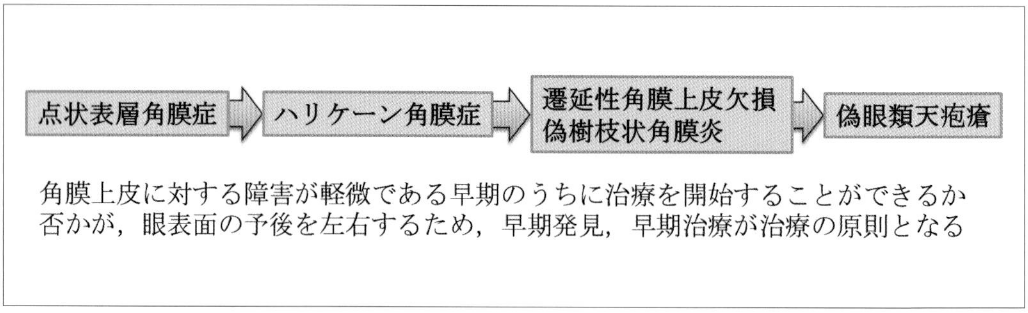

図 2．薬剤性角膜上皮障害の進行とその治療の原則

部に存在する皺襞）が消失していることも多々みられる．このような症例に点眼薬を負荷すると，角膜上皮の予備能が少ないためにわずかなストレスに対しても対応しきれなくなり，重篤な角膜上皮障害をきたす危険性が高くなる．

薬剤性角膜上皮障害の進行過程

薬剤性角膜上皮障害は臨床的に，①点状表層角膜症（superficial punctate keratopathy/keratitis：SPK），②角膜上皮細胞の移動を示すハリケーン角膜症，③遷延性角膜上皮欠損や偽樹枝状角膜炎，④偽眼類天疱瘡という順で進行することが一般的である（図 2）．

1．点状表層角膜症（SPK）

SPK とは，角膜上皮に生じる微細な点状の多発性上皮欠損を臨床的特徴とする疾患群の総称であり，SPK は決して診断名ではなく，スリットランプの所見から PEK（punctate epithelial keratopathy）と PEE（punctate epithelial erosion）の 2 種に分類できる．PEK は無染色の状態でも微細な灰白色の点状混濁として観察できるが，PEE は軽微な角膜表層上皮欠損であり，フルオレセイン染色下でしか観察できない（点状の上皮障害として観察される）．これら SPK の原因で最も多いのが点眼薬の毒性による角膜上皮障害であり，一般にその発生はびまん性であり，角膜上皮バリア機能の障害を合併する．

2．角膜上皮細胞の移動を示すハリケーン角膜症

ハリケーン角膜症（幹細胞疲弊）とは，SPK が角膜周辺部から中央に向かう"流れ"を形成したものであり，角膜上皮基底細胞の増殖によって眼表面を被覆しきれない場合に生じる．つまり，本症が

みられるのは，角膜上皮基底細胞の増殖能力が不十分となり輪部の上皮細胞がこれを補い始めたサインといえる．

3．遷延性角膜上皮欠損と偽樹枝状角膜炎

遷延性角膜上皮欠損とは点眼等により何度もの角膜疾患の繰り返しや角膜手術により上皮が張りにくくなった状態をいう．角膜上皮欠損が遷延すると周囲の結膜に炎症を惹起するとともに，輪部に存在する角膜上皮幹細胞が疲弊する．このとき上皮の edge が浮腫状となり，欠損部も円形となる．また，角膜上皮に対する毒性の強い点眼や多種類の点眼併用によって角膜障害された際に，角膜上皮の中央部に水平方向に直線状や Y 字状の上皮の亀裂を認めることがある．これを偽樹枝状角膜炎（epithelial crack line）といい，角膜上皮が全体に障害されているため，line の周辺の上皮には点状表層角膜症を必ず認める．

4．偽眼類天疱瘡

角膜上皮欠損部位に血管を伴った結膜上皮が被覆し，炎症に伴い結膜円蓋部の短縮，瞼球癒着を生じる疾患である．病理学的基盤は眼類天疱瘡と同じであり，結膜上皮基底膜に IgG や IgA を主体とする免疫グロブリンおよび補体の沈着が認められ，実質には形質細胞等の炎症細胞の浸潤と，反応性のコラーゲン増生所見がある．患者は，慢性の充血や眼脂，不快感を訴える．臨床所見としては，円蓋部を主体とする進行性の結膜囊の収縮が特徴である．経過とともに，POV は消失し，角膜周辺より表層性の血管侵入が起こる．また，涙点閉鎖等も生じてくる．軽症例では，適切な処置（発見と同時に，疑わしい薬剤の投与を中止する等）により病変の進行は停止するが，いったん生じた

表 3. 近年確立された点眼薬の角膜上皮障害性評価モデル

実験モデル	評 価
正常ヒト角膜上皮細胞[5]	点眼薬による刺激後，その細胞生存率を測定することで点眼薬の直接的な細胞傷害性が確認できる．
不死化ヒト角膜上皮細胞（HCE-T）[6]	点眼薬処理後の細胞生存率を速度解析し，点眼薬の急性毒性と慢性毒性を算出することで，点眼薬の毒性の強度および特性が把握できる．
家兎結膜嚢内投与[7]	家兎の結膜嚢内に各点眼薬を点眼し，一定時間後の角膜抵抗（CR）を測定することで，in vivo 条件下における点眼剤の角膜への傷害性が解析できる．
家兎由来角膜細胞（SIRC）[8]	SIRC に点眼薬を処理し，細胞生存率を測定することで点眼薬の直接的な細胞傷害性が確認できる．
家兎摘出角膜刺激[9]	家兎摘出角膜に対する TER を測定することで，点眼薬使用時の角膜上皮バリア機能に対する影響が把握できる．
角膜上皮剥離家兎[8]	角膜上皮障害動物モデル（角膜上皮剥離家兎）を用いることで点眼薬使用が角膜上皮の修復能へ及ぼす影響が観察できる．
角膜刺激家兎[10]	正常家兎への点眼薬点眼後，経上皮電気抵抗値（TER）を電気生理学的手法により測定することで，in vivo 条件下における点眼薬の角膜への影響が解析できる．
角膜上皮剥離ラット[11]	点眼薬点眼後の角膜上皮の修復速度を速度式にて算出することで，in vivo 条件下における点眼剤の毒性の強度と細胞修復過程に与える影響が把握できる．

変化は不可逆的である．重症例では，消炎のためにステロイドの局所または全身投与が必要なこともある．薬剤を中止しても病変が進行する場合も少なくない．

前臨床試験としての角膜上皮障害性評価モデル

点眼薬の角膜障害は，点眼薬中に含まれる主薬，添加剤，保存剤だけでなく，角膜知覚，涙液動態および結膜といったオキュラーサーフェス（眼表面）の状態が関与することが明らかとされ，臨床（in vivo）および基礎（in vitro）両面からの観察が重要である．表 3 のように，これら点眼薬の角膜障害評価法については多くの報告がなされており[5]～[11]，一般に，点眼薬の in vivo 角膜上皮障害性評価には主として家兎が，in vitro 角膜上皮障害性評価にはヒト角膜上皮細胞が用いられている．

1．In vitro 角膜上皮障害性評価モデルによる医療用点眼薬の毒性評価

筆者らはこれまで，緑内障治療薬による不死化ヒト角膜上皮細胞（HCE-T）を用いた in vitro 角膜上皮障害性評価が，正常ヒト角膜上皮培養細胞への傷害作用に非常に類似し，さらに細胞増殖性，感受性にばらつきが少ないため，HCE-T が正常ヒト角膜上皮細胞の代わりに in vitro 角膜障害性評価に使用可能であることを報告している[12]．また，点眼薬処理時の角膜上皮細胞の生存率から細胞死亡率を測定し，1 次速度式を用いた細胞傷害性解析法を確立し，本法が点眼薬の角膜障害性を明らかとするうえで有用であることを明らかとしている[6]．図 3 には市販緑内障点眼薬の細胞傷害性の強さについて順に並べるとともに，点眼薬に用いられる保存剤の種類と濃度を示したものである．

これら結果からわかるように，BAC を適用し，その含有濃度が高い（0.02％）製品の細胞傷害性は，左側（傷害性大）に位置しており，中間に主に 0.005％ BAC を含む製品が記載されている．この結果からも，保存剤 BAC が点眼薬の細胞傷害性に強く関与していることがわかる．また，細胞傷害性の低い製剤としては，デュオトラバ® やトラバタンズ® 点眼薬等，BAC 非含有製剤であった．これらデュオトラバ® やトラバタンズ® 点眼薬は日本アルコン株式会社が特許を有するポリクオッド（塩化ポリドロニウム）および Sofzia™（塩化亜

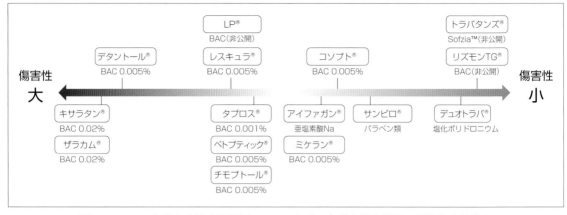

図 3. *In vitro* 角膜上皮障害性評価モデルにおける各種市販点眼液の細胞傷害性強度
（文献 6 のデータを一部改変）

鉛，ホウ酸を含むソルビトール緩衝剤保存システム）をそれぞれ保存剤として使用しており，BAC の高い角膜上皮細胞傷害性を避けるために考案されたものである．事実，デュオトラバ®やトラバタンズ®の細胞傷害性は，他の BAC を含有する緑内障治療薬と比較し細胞傷害性が低値であった[2]．このように保存剤 BAC は薬剤性角膜症の主因と考えられていることから，BAC の濃度を下げる，または他の保存剤を使用するといった考え方も近年の我が国では一般化されてきている．しかし，保存効果の安心性の面からみた場合，BAC は非常に有用であり，BAC 以外の保存剤を使用することが良いとはいえない．たとえばトラバタンズ®で用いられる Sofzia™ 保存システムは我が国では認可されているものの，抗菌作用が BAC 保存システムより弱く，保存効果を重要視するヨーロッパでは，BAC を保存剤とした点眼薬トラバタンズ®として使用されている．

2．添加物の組み合わせが BAC 効能へ及ぼす影響

図 3 の結果では，保存剤かつ保存剤添加量が同一であっても，傷害度に差がみられた．一般に，細胞傷害性は主薬の毒性の違いや添加物や主薬により影響を受けるとされており，Guenoun らは結膜細胞を用い，プロスタグランジン分子が BAC による細胞傷害の抑制効果を有していることを報告している[13]．また，BAC の細胞傷害性が他の添加物により軽減されるといった現象も近年では報告され注目されている．その一例としてマンニト

ールが挙げられる．図 4 には HCE-T を用い，マンニトール添加の有無が BAC 細胞傷害性に与える影響を検討した結果である．図 4-a および b からマンニトール添加により BAC の細胞傷害性が軽減しているのがわかる．また，この際に BAC 保存効果を大腸菌（E. coli ATCC 8739）を用いて検討したところ（図 4-c），マンニトールは BAC 保存効果に影響を与えなかった．このように BAC を使用していても，D-マンニトールのような一部の添加物の存在により安全性が向上することが近年明らかとなってきている[14]．添加物の違いが保存剤の細胞傷害性に影響を与えるといった知見は，先発品とジェネリック医薬品間における点眼薬細胞傷害性の違い等にも反映することから，現在市販されている点眼薬の特性および今後の製剤設計において，重要なファクターになりうるものと考えられる．

その一方で，1 回使い切りタイプの容器および多回繰り返し点眼できるタイプの容器を二層構造とすることで点眼薬に添加される保存剤を不要にした PF デラミ容器®も市販されている．これらは保存剤の必要性がないため非常に目に優しいが，BAC 含有と非含有の薬物角膜透過性の違いをみてみると，非含有群において薬物（チモロールマレイン酸，TM）透過量が低下するといった問題がみられる（図 5）．このような PF デラミ容器®使用における今後の課題として，コスト面および保存剤フリーの主薬透過性への影響が挙げられる[15]．

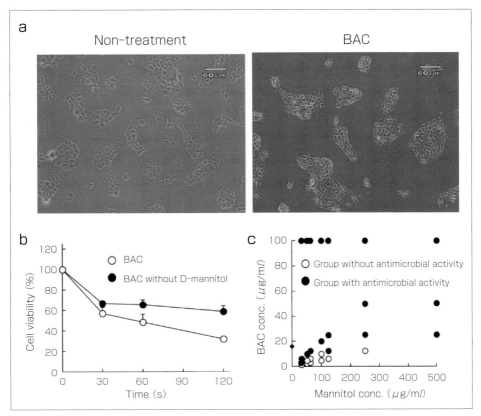

図 4. D-マンニトールの配合が BAC 角膜障害(a および b)および
保存効力(c)へ及ぼす影響

実験には培養細胞ヒト角膜上皮細胞(HCE-T, RCB No. 1384)を用いた. a および
b の BAC 処理濃度は 0.005％とし, 処理は 2 分間行った. BAC 処理群では細胞が
傷害を受け, 形が丸く, 細胞間の境界が不明確であった. また, 保存効果(c)は大
腸菌(E. coli ATCC 8739)を用いて評価し, BAC の MIC は 16 μg/mlであった.
平均値±標準誤差, n＝6.

（文献 14 のデータを一部改変）

おわりに

　以上, 本稿で述べたように, 保存剤 BAC は抗
菌性, 溶解性および角膜透過性を高めるといった
ベネフィット(功)だけでなく, 角膜障害性等のよ
うなリスク(罪)も有している. 個々の点眼薬にど
の程度の毒性, どのような副作用がみられるのか
を評価系モデルにてしっかりと理解するととも
に, 診察により角結膜上皮に対する脆弱な基礎疾
患の有無を把握することが薬剤性角膜症の重篤化
防止には有用であると思われる. これら添加物の
「功」と「罪」を考慮し, より良い点眼薬開発および
患者への治療指針の提供が今後求められる課題で
ある.

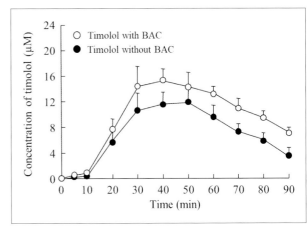

図 5. BAC がチモロールマレイン酸(TM)の角
膜透過性へ与える影響

実験には日本白色種家兎を用い, 点眼 90 分間の房水を採
取し, HPLC にて薬物濃度を測定した. TM with BAC,
0.005％ BAC 含有 0.5％ TM 溶液. TM without BAC,
0.5％ TM 溶液. 平均値±標準誤差, n＝5.

文　献

1) 長井紀章, 村尾卓俊, 伊藤吉將ほか：点眼薬含有添加剤ベンザルコニウム塩化物及びポリソルベート 80 点眼時における OLETF ラット角膜傷害治癒の速度論的解析. あたらしい眼科, **28**：855-859, 2011.

2) Nagai N, Murao T, Okamoto N, et al：Comparison of corneal wound healing rates after instillation of commercially available latanoprost and travoprost in rat debrided corneal epithelium. J Oleo Sci, **59**：135-141, 2010.

3) De Saint Jean M, Brignole F, Bringuier AF, et al：Effects of benzalkonium chloride on growth and survival of chang conjunctival cells. Invest Ophthalmol Vis Sci, **40**：619-630, 1999.

4) Van Buskirk EM：Corneal anesthesia after timolol maleate therapy. Am J Ophthalmol, **88**：739-743, 1979.

5) 青山裕美子, 本木正師, 橋本真理子：各種抗緑内障点眼薬のヒト角膜上皮細胞に対する影響. 日眼会誌, **108**：75-83, 2004.

6) 長井紀章, 大江恭平, 伊藤吉將ほか：ヒト角膜上皮細胞（HCE-T）を用いた緑内障治療薬の in vitro 角膜細胞傷害性評価. あたらしい眼科, **28**：1331-1336, 2011.

7) 福田正道, 佐々木　洋, 高橋信夫ほか：角膜抵抗測定装置によるプロスタグランンジン関連点眼薬の角膜障害性の評価. あたらしい眼科, **27**：1581-1585, 2010.

8) 井上　順, 岡　美佳子, 青山裕美子ほか：抗緑内障点眼薬のウサギ角膜上皮細胞に対する影響. 聖マリアンナ医大誌, **31**：195-206, 2003.

9) Nakashima M, Nakamura T, Teshima M, et al：Breakdown evaluation of corneal epithelial barrier caused by antiallergic eyedrops using an electrophysiologic method. J Ocul Pharmacol Ther, **24**：43-51, 2008.

10) Uematsu M, Kumagami T, Kusano M, et al：Acute corneal epithelial change after instillation of benzalkonium chloride evaluated using a newly developed in vivo corneal transepithelial electric resistance measurement method. Ophthalmic Res, **39**：308-314, 2007.

11) Nagai N, Murao T, Okamoto N, et al：Comparison of corneal wound healing rates after instillation of commercially available latanoprost and travoprost in rat debrided corneal epithelium. J Oleo Sci, **59**：135-141, 2010.

12) 長井紀章, 伊藤吉將, 岡本紀夫ほか：抗緑内障点眼薬の角膜障害における In Vitro スクリーニング試験：SV40 不死化ヒト角膜上皮細胞（HCE-T）を用いた細胞増殖抑制作用の比較. あたらしい眼科, **25**：553-556, 2008.

13) Guenoun JM, Baudoin C, Rat P, et al：In vitro comparison of cytoprotective and antioxidative effects of latanoprost, travoprost, and bimatoprost on conjunctiva-derived epithelial cells. Invest Ophthalmol Vis Sci, **46**：4594-4599, 2005.
Summary　*In vitro* での結膜由来上皮細胞に対する BAC 毒性.

14) Inaba K, Minami M, Yamaguchi M, et al：Effects of the Ophthalmic Additive Mannitol on Antimicrobial Activity and Corneal Toxicity of Various Preservatives. Chem Pharm Bull（Tokyo）, **68**（11）：1069-1073, 2020. doi：10.1248/cpb.c20-00540
Summary　さまざまな防腐剤の抗菌活性と角膜毒性に対する点眼用添加剤マンニトールの効果.

15) Burstein NL：Preservative alteration of corneal permeability in humans and rabbits. Invest Ophthalmol Vis Sci, **25**：1453-1457, 1984.
Summary　ヒトおよびウサギにおける保存剤に起因する角膜透過性の変化.

MB OCULI. No. 107：19−24, 2022

特集／眼科医のための薬理学のイロハ

後発医薬品の利点と欠点

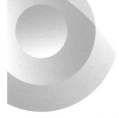

福田正道*

Key Words : 後発医薬品(generic drug), 抗緑内障点眼液(anti-glaucoma eye drops), 点眼用添加物(additives for eye drops), 塩化ベンザルコニウム(benzalkonium chloride：BAK), 角膜上皮障害(corneal epithelial injury), 角膜抵抗測定法(corneal resistance measurement method)

Abstract：本邦での後発医薬品の添加物は先発医薬品と異なる場合がほとんどである．異なる添加物が使用されている以上，添加物による影響は無視することはできない．先発医薬品の利点は，開発してからの期間が長いため薬に関する情報量が多く・医師の使用経験が多いため使用しやすい・供給が安定していることである．欠点は後発品に比べて値段が高いことである．一方，後発医薬品の利点は先発品に比べて値段が安いことが最大の特徴である．欠点は薬の成分は同じだが，作り方等が違う場合もあり，情報量が少なく，供給が安定していないことがある．後発点眼薬の選択には経済性，利便性を最優先するのではなく，後発医薬品の基礎的，臨床的データの構築とデータに基づいた薬剤の選択が肝要である．

後発医薬品(ジェネリック医薬品)とは

既承認医薬品(新薬，標準製剤)と，同一の有効成分を同一量含む同一投与経路の製剤で，効能・効果，用法・用量が原則的に同一で，既承認医薬品と同等の臨床効果が得られる医薬品のことである．欧米では一般名(generic name)処方することが多いため，こうした製剤のことを「ジェネリック医薬品」と呼んでいる．主な特徴として，有効成分，効能・効果，用法・用量等は先発医薬品と同じ，価格が安い，添加物が異なる場合がある．先発医薬品との同等性は承認時等に確認されている[1]．

後発医薬品の推進の意義・目的

近年，厚生労働省は，後発医薬品の普及は医療保険財政の改善と患者負担の軽減に資するとして積極的に推進している．しかしながら，後発医薬品推進の本来の意義は医療費の効率化を通じて，限られた医療資源の有効活用を図り，国民医療を守ることである[2]．

点眼用添加物の種類と役割

点眼薬には薬効を示す主薬のほか，種々の添加物が含まれている．防腐剤(保存剤)は微生物に汚染されるのを防止する目的で用いる．最も頻繁に使用される防腐剤は塩化ベンザルコニウム(benzalkonium chloride：BAK)である．等張化剤は涙液の生理的な状態に近い浸透圧に合わせる．緩衝剤は薬物の安定や角膜透過性を考慮し，経時的なpH変動を防止する．可溶化剤は有効成分が水に溶けにくい際に，界面活性作用を有する薬物を加え主薬の溶解性を高める．安定化剤は有効成分が水溶液中で不安定な場合，化学的分解等を抑制する．粘調化剤は薬物の結膜嚢内の滞留性を向上させる目的でそれぞれ使用されている．本邦での後

* Masamichi FUKUDA, 〒920-0293　石川県河北郡内灘町大学 1-1　金沢医科大学眼科学講座, 嘱託准教授

発品の添加物は先発医薬品と同じものを使用することは必ずしも要求されていないため，異なる添加物が使用されていることがほとんどあるが，医薬品の添加物として使用できるものは決まっており，人体（眼）に対する安全性が確認された添加物が使用される．しかし，添加物に対してアレルギー反応が起こることもあり，先発品から後発品に変更する場合は添加物の違いに注意が必要である．

抗緑内障点眼薬であるプロスタグランジン（PG）製剤の後発医薬品

これまでに，数多くの眼科用の後発点眼薬が開発されている．なかでも，2010年5月に発売された抗緑内障治療薬であるラタノプロスト（以下，LP）点眼液の後発品が23品目で最も多く発売されている．LP点眼液は優れた眼圧下降作用を有し，これまでに緑内障治療薬として，多大な貢献をもたらしていることは周知の事実である．その一方，緑内障の治療には抗緑内障治療薬の長期間の使用が要求されるために，主剤自身あるいは添加物による慢性的な角膜上皮障害が発症している[3][4]．なかでもLP点眼液の添加物であるBAKによる角膜上皮障害が臨床上，問題視されている[5]．LP点眼液の添加物の種類とその量は先発品と異なることが多く，これらの添加物による有効性および安全性への影響が懸念されており，後発点眼薬の臨床応用にあたり，臨床医が戸惑う要因の1つになっている．本稿では筆者らの行ったLP点眼液の後発品の家兎眼における眼房水内LP遊離酸移行濃度の測定および角膜上皮障害性の成績について紹介する．

1．LP後発点眼薬の眼房水内LP遊離酸移行濃度

白色家兎に各種LP点眼液を点眼し，房水内LP遊離酸濃度を高速液体クロマトグラフィー質量分析計（LC/MS）法で測定した．その結果，キサラタン点眼液（先発品，BAK 0.02%を含む）とLP（BAK含まず）点眼液の眼房水内LP遊離酸の房水

内最高濃度値はいずれも点眼終了1時間後に検出されたが，キサラタン（BAK含む）の値に比べて，LP（BAK含まず）では有意に低値であった．また，点眼後1時間の眼房水内LP遊離酸濃度について，キサラタン点眼での移行濃度を1として後発品と比較した結果，最も移行濃度が高かった値は1.23，最低値は0.47であり，両者間に2.6倍の差がみられた[6]．LP遊離酸の房水内移行濃度はBAKの存在で有意に高くなり，後発品と先発品ではBAK濃度が異なるため，眼内移行濃度に大きな差がみられたと考える（図1）．

2．LP後発点眼薬の角膜上皮障害の検討

培養家兎由来角膜細胞株（以下，SIRC）（in vitro）および角膜抵抗測定装置[6]による家兎眼（in vivo）の2法で評価した．

1）LP後発点眼薬の角膜上皮への影響（in vitro）

各LP後発点眼薬をSIRCに接触後，50%細胞致死時間[CDT_{50}（分）]を算出した．その結果，各種LP点眼液のSIRCに対する影響は接触時間の経過とともに細胞生存率は減少した．また，各点眼薬のCDT_{50}はBAK濃度に大きく依存し，点眼薬中のBAK濃度が高い程CDT_{50}が短くなり，細胞障害性が高まった（図2）．

2）角膜抵抗測定法による安全性評価（in vivo）

成熟白色家兎の結膜嚢内に各点眼薬およびBAK溶液（0.01%，0.02%）のいずれかを5分ごとに5回を点眼し，点眼終了2分後の角膜抵抗値（CR）を測定した．CR値（Ω）とCR比（%）の算出は[CR（Ω）＝電圧（V）／電流（A）]，[CR比（%）＝（点眼後のCR／点眼前のCR）×100]で行った．BAK溶液点眼終了2分後でのCR（%）は，BAK 0.01%溶液で90.5%，BAK 0.02%溶液で68.7%であり，濃度依存性に有意な低下がみられ（p<0.001），CR（%）とBAK濃度には有意な相関がみられた．また，各点眼薬のCR（%）が低い程，薬物の移行濃度比が高くなった（図3）．

表1に各点眼薬の含有BAK濃度と角膜上皮障

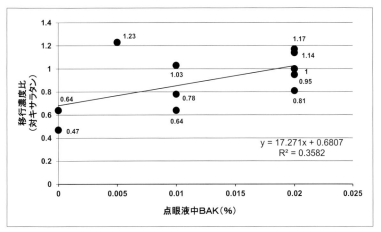

図 1. 房水内ラタノプロスト遊離酸濃度と BAK の関係

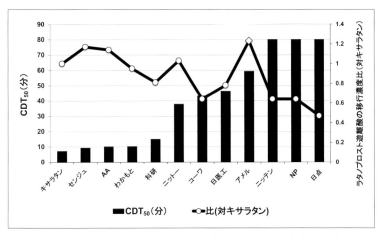

図 2. 房水内ラタノプロスト遊離酸濃度と CDT_{50}(分)の関係

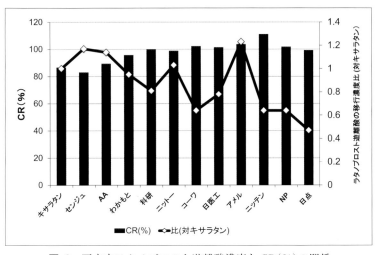

図 3. 房水内ラタノプロスト遊離酸濃度と CR(%)の関係

表 1. 各点眼液の AD 分類，CR（%），CDT_{50}（分）および BAK（%）の関連性

点眼液および BAK 溶液	AD 分類 A：範囲，D：密度		点眼後（CR）／点眼前（CR）（%）（点眼終了2分後）	CDT_{50}（分）	BAK（%）
BAK（0.02%）	A2	D2	68.7	4.0	0.02
キサラタン	A1	D2	86.5	7.2	0.02
センジュ	A1	D1	82.9	9.3	0.02
AA	A1	D1	89.2	10.1	0.02
わかもと	A1	D1	95.6	10.2	0.02
科研	A0	D0	99.7	15	0.02
BAK（0.01%）	A1	D1	90.5	8.1	0.01
ニットー	A0	D0	98.7	37.9	0.01
日医工	A0	D0	101.2	46.3	0.01
コーワ	A0	D0	102.1	43.2	0.01
アメル	A0	D0	103.5	59.4	0.005
日点	A0	D0	99.1	>80	0
NP	A0	D0	101.6	>80	0
ニッテン	A0	D0	110.9	>80	0

害の程度について AD 分類により評価し，CR（%）および CDT_{50}（分）との関連性について検討した結果を示す．BAK 濃度が高くなるほど，AD 分類による角膜上皮障害は強く，CR（%）は低く，CDT_{50}（分）は短くなる傾向がみられた．これらの結果から，LP 後発点眼薬の房水中 LP 遊離酸移行濃度および角膜上皮障害は先発品のものに比べて大きく異なる後発品が存在することが確認された．その要因として，点眼薬中に含まれる種々の添加物のなかでも BAK が大きく関与しているものと推測される．

正常角膜であれば BAK 含有点眼薬であっても，1 日 1 回の単剤点眼で細胞障害を引き起こすことはないと考えられるが，緑内障患者は比較的高齢者に多く，角膜，結膜の疾患罹患患者の割合が高い．また，緑内障治療は一旦治療が行われると長期にわたり投薬が必要になることが多く，角膜上皮障害を生じている患者は少なくないとされている[7]．さらに，眼圧下降点眼薬の多くに防腐剤として使用されている BAK は可溶化剤，薬剤透過性の亢進効果も有しているが，その一方で点状表層角膜症等を引き起こす．このような理由からも，角膜の状態の悪い，あるいは他の点眼薬の併用が必要な緑内障患者では，できる限り角膜障害を惹起する可能性が低い点眼薬を使用することが望まれる．

清野らはキサラタンの先発医薬品から後発医薬品への変更により，角膜上皮障害を認めた症例を報告し，その要因として，先発医薬品のキサラタンに含まれない BAK 以外の添加物による角膜上皮障害への影響を示唆している[8]．また，同一主薬の PG 製剤（タプロス）から BAK 非含有単回使用 PG 製剤（タプロスミニ）へ変更した際の眼圧と角膜上皮障害の変化についての報告では，タプロス使用中の緑内障症例で角膜上皮障害を伴う 14 例 14 眼で，タプロスミニに変更したところ，タプロス使用時に角膜上皮障害を認める症例において眼圧下降効果を維持したまま，角膜上皮障害を軽減することを確認している[9]．近年では，緑内障点眼薬として眼圧下降効果を維持しつつ，緑内障点眼薬による角膜上皮障害を軽減するために，BAK の低濃度への変更，BAK から他の防腐剤へ変更[10)11]，BAK 非含有の点眼薬へ変更した先発品，後発品の製品が開発されている[9]．

元来，後発医薬品は，先発医薬品と同一の用法・用量・効能・効果を有し，先発医薬品と代替可能な医薬品と位置づけることができると考えられてきた．

現在，日本の各メーカーでは後発品点眼薬の開発にあたり，厚生労働省からの『後発医薬品の生物学的同等試験ガイドライン』に準じて生物学的同等性試験が行われているが，全身薬の開発とは異なり，現在の後発品点眼薬に求められている生物学的同等性は，薬効薬理試験が主であり，薬物動態試験や安全性試験のデータについては，各開発メーカーの自主性に求められているのが現状である．それゆえに，バイオアベイラビリティには相違がないともいわれているが，筆者の成績やこれまでの他の研究者の研究結果からも，市販後における個々の後発点眼薬の有効性あるいは安全性に関する情報の取集は重要であると考える．

本邦での後発医薬品の添加物

本邦での後発医薬品の添加物は先発医薬品と異なる場合がほとんどである．点眼薬の後発医薬品を選択する場合，まず大切なことは後発医薬品の有効性や安全性等の特徴を把握することである．異なる添加物が使用されている以上，添加物による影響は無視することはできない．このような日本の現状を踏まえて，個々の後発品点眼薬の特徴を把握し，適切に臨床応用することでより安全性が高まる．また，多数の後発品がある場合，なかには不適切なものも存在すると考えるべきであり，すべての後発品を同一に扱わないことが，さらに後発点眼薬の安全性を高める結果に繋がると考える．

後発医薬品の特徴

後発医薬品の利点は先発品に比べて値段が安いことである．一方，欠点は情報量が少なく，医師の使用経験が少ないため使用しにくい，薬の成分は同じだが，作り方等が違う場合もある．供給が安定していないこともある．今後は経済性，利便性だけでなく，後発医薬品の基礎的，臨床的データの構築とデータに基づいた薬剤の選択が肝要であると考える．

本邦と欧米での後発品点眼薬の違い

欧米でのジェネリック品は原則として，添加物を含めた成分はすべて同じである．異なる場合は，安全性と効果に差がないことの証明が必要である．点眼薬の場合は，特に緩衝剤，等張化剤は変えず，容器類や他剤との併用等の情報で付加価値を付ける．一方，本邦での後発品は添加物が異なる場合がほとんどである．点眼薬の場合は，安全性に関する情報は不要となっているが，この点に関しては今後検討の余地があると考える．

オーソライズドジェネリック（AG）とは

近年，先発医薬品と全く同じ医薬品がジェネリック医薬品として発売されている．このようなジェネリック医薬品をオーソライズドジェネリック（AG）という．AGとは，先発医薬品を製造販売する製薬会社から特許権の許諾（オーソライズド）を得て，後発医薬品メーカーが販売するジェネリック医薬品のことである．ジェネリック医薬品のなかでも，オーソライズドジェネリック（AG）とは「先発医薬品と全く同じ医薬品をジェネリック医薬品として発売する」ということである．特許権の許諾を受けているため，先発医薬品の特許が切れる前に発売することができる．

最後に

後発医薬品（ジェネリック医薬品）は，先発医薬品と治療学的に同等であるものとして製造販売が承認され，先発医薬品に比べて薬価が安くなっている利点がある．一方，後発医薬品の臨床応用においては，後発品の添加物は先発品のものと同一ではないため，なかには不適切なものも存在すると考えるべきであり，すべての後発品を同一に扱うことは「好ましくない」と考える．個々の後発品点眼薬の特徴を把握し，適切に臨床応用できれば「最良」であると考える．今後，後発品を有効に活用できるようにするためには，後発品企業による薬剤の安定供給の確保，情報の収集・提供体制の

整備，製造管理・品質管理の徹底を図っていく必要があると考える．また，後発医薬品の適正な使用推進には患者の理解と同意が前提であり，なによりその前に，医療提供者である医師，薬剤師等がそれぞれの立場で，後発医薬品を正しく理解する必要があると考える．

文　献

1) 薬事法：第一章 総則
2) 厚生労働省資料：後発医薬品使用促進事業平成30年度・行政事業レビュー公開プロセス　平成30年6月7日（web）.
3) Leuug EW, Medeiros FA, Weinreb RN：Prevalence of ocular surface disease in glaucoma patients. J Glaucoma, 17：350-355, 2008.
4) Herreras JM, Paslor JC, Calonge M, et al：Ocular surface alteration after long-term treatment with antiglaucomatous drug. Ophthalmology, 99：1082-1088, 1992.
5) Baudouin C：Detrimental effect of preservatives in eyedrops：implications for the treatment of glaucoma. Acta Ophthalmol, 86：716-726, 2008.
6) 福田正道，矢口裕基，萩原健太ほか：ラタノプロスト後発品点眼薬の角膜上皮障害と点眼薬の家兎眼内移行動態. 医学と薬学, 68：283-290, 2012.
7) Herreras JM, Paslor JC, Calonge M, et al：Ocular surface alteration after long-term treatment with antiglaucomatous drug. Ophthalmology, 99：1082-1088, 1992.
8) 清野慧至，髙田幸尚，雑賀司珠也：点眼薬含有塩化ベンザルコニウムの角膜上皮に対する影響. 薬誌, 141：35-39, 2021.
9) 髙田幸尚，住岡孝吉，雑賀司珠也：同一プロスタグランジン主薬の単回使用製剤へ変更後の角膜障害の変化. 眼科, 61(8)：863-867, 2019.
10) 南　泰明，星　最智，近藤衣里ほか：安息香酸ナトリウム含有ラタノプロスト点眼液への切替えによる薬剤性角膜上皮障害の改善効果. あたらしい眼科, 29(10)：1401-1404, 2012.
11) Kim YH, Jung JC, Jung SY, et al：Comparison of the efficacy of fluorometholone with and without benzalkonium chloride in ocular surface disease. Cornea, 35：234-242, 2016.

MB OCULI. No. 107：25−32, 2022

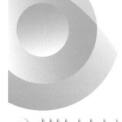

特集／眼科医のための薬理学のイロハ

OTC 医薬品について

中村雅胤*

Key Words： OTC 医薬品(OTC drug)，ダイレクト OTC(direct OTC)，スイッチ OTC(switch OTC)，セルフメディケーション(self-medication)，眼科用薬(ophthalmic drug)

Abstract：近年，高齢化や生活習慣病の増加に伴い，セルフメディケーションが注目を浴びてきており，自分自身の健康の維持・増進，病気の予防・治療における OTC 医薬品の重要性が増してきている．また，健康寿命の促進や医療費抑制に向けて，セルフメディケーションがさらに推進されるなか，生活者をサポートする医療体制とともに，医療提供者となる薬局，病院の先生方が OTC 医薬品の理解を深めることは非常に重要になってきている．本稿では，OTC 医薬品に関して，ダイレクト OTC，スイッチ OTC も含めて，その市場，分類および眼科用薬に関する情報を整理して紹介する．

はじめに

現在の社会は，平均寿命が長くなり，急速な高齢化や生活習慣病の増加等に伴い，自分自身の健康に強い関心を持つ国民が増えてきている．そのようななかで，「セルフメディケーション」が近年注目されてきている．これまでは病気になれば病院を受診して，医師が処方する医療用医薬品で治療することが主体であった．しかし，近年軽度な症状では，薬局・薬店・ドラッグストア等で処方箋なしに購入できる一般用医薬品(OTC(over the counter)医薬品)を使用して治療することも多くなってきている．

セルフメディケーションの定義は，世界のさまざまな団体で発表されており，世界保健機構(WHO)2000 では，「自分自身の健康に責任を持ち，軽度な身体の不調は自分で手当てすること」と定義している．したがって，OTC 医薬品等を上手く利用することで，自分自身の健康の維持・増進，病気の予防・治療することが重要になってきている[1]〜[3]．

また政府は，国民の健康寿命延進と医療費抑制に向けて，セルフメディケーションを推進するような施策として，医薬品医療機器等法の改定やスイッチ OTC 化を促進しており，OTC 医薬品の販売チャンネルや品目の多様化が進んできている．このような国の方針に対応する形で，日本 OTC 医薬品協会は，2025 年に向けた健康長寿社会の一翼を担うための「OTC 医薬品産業グランドデザイン」を策定した[4]．

今後，セルフメディケーションがさらに推進されていくなかで，生活者自らだけでなく，サポートする地域の医療提供体制の充実・強化も不可欠で，医療提供者となる薬局，病院の先生方が OTC 医薬品についての理解を深めることは非常に重要となってくる．本稿では，国内の OTC 医薬品に関して，ダイレクト OTC，スイッチ OTC も含めて，その市場，分類および眼科用薬に関する情報を整理して紹介する．

* Masatsugu NAKAMURA，〒530-8552　大阪市北区大深町 4-20　参天製薬株式会社製品開発本部

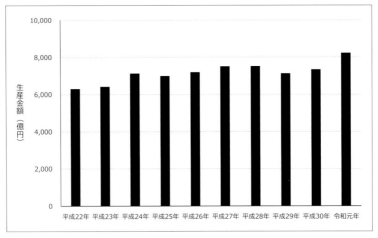

図 1. OTC 医薬品生産金額の推移

OTC 医薬品市場

国内 OTC 医薬品市場は，高齢化や健康志向の高まりを受けて一定の市場に成長しており(図1)，2019年(令和元年)の OTC 医薬品の合計の出荷額は約 8,200 億円であり，そのなかで眼科用薬は約730億円となっている[5]．特に近年はドラッグストアチェーンの出店加速やスイッチ OTC の普及，インバウンド需要の増加を背景に拡大傾向にある．今後は，スイッチ OTC 品目のさらなる拡充，セルフメディケーション税制の浸透，医療費自己負担割合の引き上げ等の医療費抑制に向けた政府施策が OTC 市場を後押しすることが考えられる．一方で，特定保健用食品，健康食品，一般飲料との競合やインバウンド需要の縮小懸念も考えられるが，今後も一定の市場規模を維持すると考えられる．

OTC 医薬品市場において，1996年から最も市場規模が拡大したのは漢方薬で，その理由としては「漢方処方名」をわかりやすくしたり，対応する症状を大きく表示したり，生活者が購入しやすいカテゴリーになってきたことが考えられる．次に市場規模が増加したのが眼科用薬(目薬)で，PC やスマートフォンの利用頻度の高まり，目を酷使するシーンが増えたことにより目の乾き，目の疲れといった症状も増加してきている．近年は主にインバウンド需要の拡大が市場成長を牽引しており，さらにここ数年はコンタクトレンズ装用者やアレ

ルギー患者の向けの製品等，高機能・高価格帯製品が浸透してきている[6]．

OTC 医薬品の分類

医薬品の種類は大きく分けて，「医療用医薬品」と「OTC 医薬品」に分けられる．「医療用医薬品」は，医師が患者の症状に応じて処方箋，もしくは指示によって使用されるものである．OTC 医薬品よりも効き目が強い分，副作用が現れることもあるので，医師や薬剤師の説明が必要である．一方，「OTC 医薬品」は，薬局やドラッグストア等で購入でき，副作用が比較的少ない医薬品である．OTC は over the counter の略語で，対面販売で薬を買うことを意味しており，これまでは「大衆薬」や「市販薬」とも呼ばれていたが，近年，国際的表現の「OTC 医薬品」として使われるようになってきた．

「OTC 医薬品」は，さらに「要指導医薬品」と「一般用医薬品」に分けられる．「要指導医薬品」は，下記の①~④に掲げる医薬品のうち，医療用医薬品として使用経験がない，あるいは医療用医薬品からOTC 医薬品に転用されたばかりの医薬品を指し，取り扱いに十分な注意が必要で，その適正な使用のために薬剤師の対面による情報提供および薬学的知見に基づいて指導が行われることが必要であり，「厚生労働大臣が薬事・食品衛生審議会の意見を聴いて指定するもの」とされている[7]．また，要指導医薬品は，インターネット等での販売はで

表 1. 一般用医薬品のリスク区分と販売方法

リスク区分	リスクの内容	質問等がなくても行う情報提供	相談があった場合の応答	対応する専門家	ネット販売
第1類医薬品	**＜特にリスクの高い医薬品＞** • その副作用等により日常生活に支障をきたす程度の健康被害を生ずるおそれがある医薬品であって，その使用に関し特に注意が必要なものとして厚生労働大臣が指定するもの • 新一般用医薬品として承認を受けてから厚生労働省令で定める期間を経過しないもの	義務 （対面による書面を用いた情報提供）	義務	薬剤師	可
第2類医薬品	**＜リスクが比較的高い医薬品＞** • その副作用等により日常生活に支障をきたす程度の健康被害を生ずるおそれがある医薬品であって厚生労働大臣が指定するもの（第1類医薬品を除く） • 特に注意を要する成分を含むものは指定第2類医薬品となっている	努力義務		薬剤師 または 登録販売者	
第3類医薬品	**＜リスクが比較的低い医薬品＞** • 第1類および第2類以外の一般用医薬品（日常生活に支障をきたす程度ではないが，身体の変調・不調が起こるおそれがあるもの）	不要 （法文上の規定は特になし）		薬剤師 または 登録販売者	

きず，店舗においても生活者が薬剤師の説明を聞かずに購入することがないように，すぐには手の届かない場所に陳列することになっている．

①新医薬品（新しい有効成分の医薬品，いわゆるダイレクト OTC）で，厚生労働省が定める再審査のための調査期間（通常 8 年）を経過していないもの．

②医療用医薬品が OTC 医薬品に転換されて承認を得たもの（いわゆるスイッチ OTC）で，厚生労働省が定める安全性に関する調査期間（通常 3 年）を経過していないもの．

③毒薬に指定されたもの（医薬品医療機器等法 44 条 1 項で指定された毒薬）．

④劇薬に指定されたもの（医薬品医療機器等法 44 条 2 項で指定された毒薬）．

「一般用医薬品」は，軽度な疾病に伴う症状の改善，生活習慣病等の疾病に伴う症状発現の予防，生活の質の改善・向上，健康状態の自己検査，健康の維持・増進，その他保健衛生を目的とするもので，副作用等のリスクの程度に応じて，表 1 に示すように，第 1 類医薬品，第 2 類医薬品，第 3 類医薬品に区別される[7]．

OTC 医薬品も製造販売承認を受ける必要があり，製造販売承認申請書に記載する事項は医薬品医療機器法施行規則で定められている．申請書に添付する資料の種類は，申請区分ごとに定められている．申請区分は，既承認医薬品と成分及び分量又は本質，用法及び用量，効能又は効果，剤形等がどの程度異なるか（新規性）によって区分されており，新規性の高い順から(1)～(8)に分類され，すべてで 14 種類存在する．申請区分が最も高い申請区分(1)では，医療用医薬品も含めて初めての有効成分を含有するため，医療用医薬品の新薬と同等の添付資料が必要とされ，ダイレクトOTC に相当する．申請区分(4)は，医療用医薬品には含有されるが要指導・一般用医薬品として初めての有効成分を含有する医薬品，いわゆるスイッチ OTC になる．申請区分が最も低い申請区分(8)では，既承認医薬品において有効性や安全性が確認されているため，品質に関連する資料を除いて原則は不要とされ，承認基準品目となる[7)8)]．

ダイレクト OTC とスイッチ OTC

OTC 医薬品のなかには，先にも少し記載したが，「ダイレクト OTC」や「スイッチ OTC」等，比較的効果もリスクも高い医薬品が出てきている[7]．

「ダイレクト OTC」は，医療用医薬品も含めて初めての有効成分を含有する医薬品とされてい

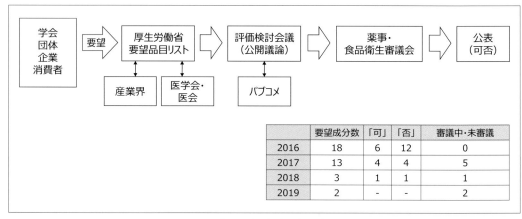

	要望成分数	「可」	「否」	審議中・未審議
2016	18	6	12	0
2017	13	4	4	5
2018	3	1	1	1
2019	2	-	-	2

図 2. スイッチ OTC 医薬品候補成分の新選定スキームと審議状況

る. 基礎試験や限られた臨床試験では, 有効性・安全性の把握に限界があり, 生活者が自らの判断で使用することが難しいと考えられる. 原則として医療用医薬品からの申請が望ましいとされている. ダイレクト OTC としては, ミノキシジル含有の発毛剤(製品名:リアップ他, 多数製品あり), チェストベリー乾燥エキス含有の月経前症候群治療薬(製品名:プレフェミン)およびセイヨウトチノキ種子エキス含有の軽度の静脈還流障害に伴う下肢のむくみを改善する薬剤(製品名:ベルフェミン)の3成分が該当し, いずれも生活改善薬として市販されている. なお, 赤ブドウ葉乾燥エキス混合物含有の軽度の静脈還流障害による足のむくみ改善薬(製品名:アンチスタックス)も該当していたが, 製造終了となっている. また, 投与経路, 効能, 剤形, 用量が医療用医薬品も含めて初めてとなるような OTC 医薬品も広義のダイレクトOTC と呼ばれることがある.

「スイッチ OTC」は, 医療用医薬品に含有されるが, OTC 医薬品として初めての有効成分を含有する医薬品で, 医療用医薬品で使用されていた成分が一般用に切り替えられた(スイッチされた) OTC 医薬品とされている. 医療用医薬品と成分が同じなので, 高い有効性が期待できるが, 重篤な副作用のリスクも高くなり, 薬剤師等によるチェックは重要となる. また, 医療用医薬品と用法・用量が異なることや, 他の成分との配合剤になっている場合も多いので注意が必要である. さらに, 医学的知識のないものによる医薬品の自

己使用は症状の悪化をもたらすこともあるので, スイッチ OTC 医薬品の使用は薬剤師や医師に相談しなければならない. また, 服用期間は短期間に留め, 重症化や服用しても症状が良くならない場合は, 直ちに医療機関を受診することが勧められている. 一方, 厚生労働省は「セルフメディケーション」という考え方を推進するとともに, 医療用医薬品から OTC 医薬品への転用, スイッチOTC 化を加速させている[9]. 現在では, スイッチ OTC は 89 成分あり, 約 2,500 製品が市販されており, OTC 医薬品の売上の約 25% 以上がスイッチ OTC 製品で占められている. 今後, セルフメディケーション税制がさらに浸透することで, さらに増加することが見込まれる.

スイッチ OTC 医薬品の候補成分の選定スキームは, 従来は製薬企業が独自に申請することも可能であったが, 日本薬学会によるスイッチ OTC 医薬品候補品目の選定がなされた後, 関係医学会との意見調整を実施し, 薬事・食品衛生審議会で議論されて, スイッチ候補成分の公表がなされてきた. その後, 各国のスイッチ化のプロセスも調査され, 消費者等の多様な主体からの意見がスイッチ化の意思決定に反映する仕組みを構築し, さらに検討過程の透明性を確保することを目的に2016 年度から新しい選定スキームで運用されている(図2)[9]. 要望にあたっては, 以下のような情報を盛り込んだ要望書を提出する.

• 要望する医薬品, その詳細および使用実績
• 要指導・一般用医薬品として適切と考える理由

表 2. スイッチ OTC 点眼薬一覧

成　分	適　応	医療用先発品名	製品数
アシタザノラスト	抗アレルギー	ゼペリン®	2
クロモグリク酸ナトリウム	抗アレルギー	インタール®	31
ケトチフェン	抗アレルギー	ザジテン®	3
トラニラスト	抗アレルギー	リザベン®/トラメラス®	3
ペミロラストカリウム	抗アレルギー	ペミラストン®/アレギサール®	1
プラノプロフェン	抗炎症	ニフラン®	16
ヒアルロン酸ナトリウム	角結膜上皮障害	ヒアレイン®	1

表 3. ヒアレイン® S の基本情報

製品名	ヒアレイン® S
リスク分類	要指導医薬品
有効成分	精製ヒアルロン酸ナトリウム 0.1%
効能・効果	目の次の症状の緩和：乾き，異物感(コロコロ・チクチクする感じ)，疲れ，かすみ，ソフトコンタクトレンズまたはハードコンタクトレンズを装着しているときの不快感
用法・用量	1 回 1 滴，1 日 5〜6 回点眼してください
添加物	アミノカプロン酸，エデト酸ナトリウム水和物，クロルヘキシジングルコン酸塩液，等張化剤，pH 調節剤
製造販売元	参天製薬株式会社
発売日	2020 年 9 月

● 海外での承認・販売状況等

　評価検討会議のメンバーは，各疾患領域における薬物療法に関する医学的・薬学的な学識経験を有するもの，医療関係者，消費者代表等からなる委員で構成されており，現在も継続して，候補成分の議論のみならず，スキームの見直し，要望書の改善等にも取り組まれている．

眼科用剤のスイッチ OTC 医薬品

　眼科用剤の OTC 医薬品は 519 製品(医薬品であるソフトコンタクトレンズ装着液および洗浄液を含む)市販されているが，これまでに眼科用のダイレクト OTC で承認・販売されているものはない．眼科用のスイッチ OTC は表 2 に示すように，現在のところ，7 成分，57 製品が市販されている．そのなかで，抗アレルギー剤は 5 成分が市販されており，製品数も複数あることから，各種製品の使用性や使用感等の製品選択時に有用な情報[10]や，製剤学的特性や経済性に関する情報[11]等も研究・報告されている．

　スイッチ OTC 点眼液のなかで，ヒアルロン酸ナトリウムを配合した点眼液は，先に紹介したスイッチ OTC 医薬品候補成分の新選定スキームで評価が公表された初めてのスイッチ成分で，2016 年に要望リストに掲載され，2017 年に評価検討会議で「可」として公表された．その後，参天製薬で開発が進められ，2020 年 5 月に承認された[12]．医療用と同濃度のヒアルロン酸ナトリウムが配合された点眼液，ヒアレイン® S の基本情報を表 3 に示す．ヒアルロン酸ナトリウムの医療用の効能・効果は，「角結膜上皮障害治療剤」であるが，一般生活者が理解しやすい効能・効果として，「目の次の症状の緩和：乾き，異物感(コロコロ・チクチクする感じ)，疲れ，かすみ，ソフトコンタクトレンズまたはハードコンタクトレンズを装用しているときの不快感」とされた．今後，新しいスイッチ OTC 点眼液としては，すでに評価検討会議で「可」として公表されている，ヨウ素・ポリビ

表 4. 承認基準 OTC 点眼薬の分類，効能又は効果，用法及び用量，包装単位

製剤名	効能又は効果	用法及び用量	包装単位
一般点眼薬	目の疲れ，結膜充血，眼病予防（水泳のあと，ほこりや汗が目に入ったとき等），紫外線その他の光線による眼炎（雪目等），眼瞼炎（まぶたのただれ），ハードコンタクトレンズを装着しているときの不快感，目のかゆみ，目のかすみ（目やにの多いとき等）	1日 3～6 回の範囲 1回 1～3 滴の範囲内	最大容量 20 m/ まで
抗菌性点眼薬	結膜炎（はやり目），ものもらい，眼瞼炎（まぶたのただれ），目のかゆみ	1日 3～6 回の範囲 1回 1～3 滴の範囲内	最大容量 20 m/ まで
人工涙液	目の疲れ，涙液の補助（目の乾き），ハードコンタクトレンズまたはソフトコンタクトレンズを装着しているときの不快感，目のかすみ（目やにの多いとき等）	1日 3～6 回の範囲 1回 1～3 滴の範囲内	最大容量 20 m/ まで
コンタクトレンズ装着液	ハードコンタクトレンズまたはソフトコンタクトレンズの装着を容易にする	具体的な方法を記載 例）両面を本液 1～2 滴で濡らしたのち装着	最大容量 100 m/ まで
洗眼薬	目の洗浄，眼病予防（水泳のあと，ほこりや汗が目に入ったとき等）	1日 3～6 回の範囲 1回○～○ m/ のように1回の使用量を明記	最大容量 500 m/ まで

（[1]一般用医薬品製造販売承認基準　2017 より改変）

ニルアルコール（目の殺菌，消毒，洗浄）およびレボカバスチン塩酸塩（結膜炎，目のかゆみ）が見込まれている[9]．

眼科用の承認基準 OTC 医薬品

承認基準 OTC 医薬品とは，先に記載した，OTC 医薬品の申請区分(8)に該当する医薬品で，有効成分の種類，分量のほか，剤形，用法・用量，効能・効果等が定められた範囲内であり，一般用医薬品として有効性と安全性の実績がある OTC 医薬品のことをいう．

かぜ薬，解熱鎮痛薬，鎮咳去痰薬，胃腸薬，瀉下薬，鎮暈薬，眼科用薬，ビタミン主薬製剤，浣腸薬，駆虫薬，鼻炎用点鼻薬，鼻炎用内服薬，外用痔疾用薬，みずむし・たむし用薬および鎮痒消炎薬の15薬効群は承認基準が制定されており，申請品目がその基準の範囲内に該当する場合，承認権限が都道府県知事に委任される．なお，基準の範囲から外れた品目については厚生労働大臣が承認を行う[7]．

眼科用製造販売承認基準および眼科用薬の添付文書等に記載する使用上の注意については，昭和61年（1986年）に各都道府県知事宛に通知され，現在もなおそのルールに準じて審査が行われている．承認基準 OTC 医薬品における眼科用薬は，点眼薬に配合する有効成分の種類により，表4に示すような5種類に分類され，それぞれに効能及び効果，用法及び用量，包装単位等が決まっている．また剤形としては，点眼剤（点眼液，コンタクトレンズ装用液または洗浄液）と決まっており，眼軟膏は基準外の剤形として取り扱われ，散剤および錠剤のような用時溶解する剤形は認められていない[13)14)]．

承認基準 OTC 点眼薬に配合できる有効成分の種類および最大濃度（%）も決められている．成分分類ごとに一例を記載すると（括弧内は最大濃度），A 欄のエピネフリン（0.003%），ナファゾリン塩酸塩（0.003%）等の充血除去成分8成分，B 欄のメチルネオスチグミンメチル硫酸塩（0.005%），C 欄のイプシロン-アミノカプロン酸（5%）等の消炎・収れん成分9成分，D 欄のジフェンヒドラミン塩酸塩（0.05%）等の抗ヒスタミン剤2成分，E 欄のフラビンアデニン・ジヌクレオチドナトリウム（0.05%），シアノコバラミン（0.02%）等のビタミン類9成分，F 欄の L-アスパラギン酸カリウム（1%），タウリン（1%）等のアミノ酸類5成分，G 欄のスルファメトキサゾール（4%）等のサルファ剤4成分，H 欄の塩化カリウム，塩化ナトリウム等の無機塩類10成分，I 欄のポリビニルアルコール（2%）等の粘稠剤6成分および J 欄のアルキルポリアミノエチルグリシン（0.1%），ホウ酸（2%）2成分の合計56成分が収載されている．

表 5. 承認基準 OTC 点眼薬の配合ルール

欄	項	成分 / 製剤名	一般点眼薬	抗菌性点眼薬	人工涙液	コンタクトレンズ装着液	洗眼液			備考
A		充血除去成分	◎	○	×	×	×	×	×	欄内で1種
B		ネオスチグミン	◎	○	×	×	×	×	×	
C		消炎・収れん成分	◎	○	×	×	◎	×	×	欄内で3種(各項内で1種)
D		抗ヒスタミン剤	◎	○	×	×	◎	×	×	欄内で1種
E		ビタミン類	—	—	—	—	—	—	—	欄内で3種(各項内で1種)
	1	FAD	◎	○	×	×	○	×	×	
	2	シアノコバラミン	◎							
	3	レチノール類								
	4	塩酸ピリドキシン								
	5	パントテン酸類	○							
	6	酢酸トコフェロール								
F		アミノ酸類	—	—	—	—	—	—	—	欄内で3種(各項内で1種)
	1	アスパラギン酸塩類	◎	○	○		○	×	×	
	2	タウリン	○							
	3	コンドロイチン硫酸エステルナトリウム	○		◎					
G		サルファ剤	×	◎	×	×	×	×	×	欄内で1種
H		無機塩類	×	×	◎	×	×	◎	×	
I		粘稠剤	—	—	—	—	—	—	—	
	1	ポリビニルアルコール	×	×	○	◎	×	×	×	
	2	ヒドロキシエチルセルロース				◎				
J		アルキルポリアミノエチルグリシン	×	×	×	×	×	×	◎	

◎：主薬, ○：佐薬, ×：配合不可

また，承認基準 OTC 点眼薬の分類に応じて，有効成分に関する配合ルールも決められている．表5に示すように，製剤の分類ごとに配合できる成分の役割で，主薬，佐薬あるいは配合不可成分にまとめられており，各成分の配合できる種類数まで決められているものもある．さらに，有効成分の分量については，配合できる有効成分の最小濃度／配合係数が細かく設定されているものもある．これら製剤は涙液の性状を考慮して配合量を決定するものであり，配合量を一律に規定することが適切でないため，物性値で制限するという考えで，pH(中央値±1)および浸透圧(中央値±0.2)について規定が設けられている．

おわりに

今後の OTC 医薬品は，人口減少に伴う国内需要の頭打ちが懸念されるなか，既存製品の高付加価値化や新規スイッチOTCの開発に加え，健康，病気の予防や美容といったニーズにも対応可能な製品ラインナップが拡充してくると思われる．政府も医薬品(検査薬を含む)の医療用から一般用への転用(スイッチ OTC 化)を推進しているため，ますますセルフメディケーションによる健康維持・増進の意識が浸透してくると考えられる．また，高齢化が一段と進むなかで医療費増大は非常に大きな課題であり，軽度の病気・症状の治癒緩和は，医療用医薬品だけではなく，OTC 医薬品が中心になってくるかもしれない．

一方で，OTC 医薬品は医薬品の専門家ではない一般生活者が自らの意思で購入して使用することが前提であり，添付文書等でさまざまな配慮が必要である．たとえば，症状が改善しない場合や悪化した場合は，医師や薬剤師に相談することになっている．また，OTC 医薬品の眼科用薬には多

種多様な成分が配合されているため，治療中の眼科疾患やその治療薬，コンタクトレンズの使用有無等にも十分に配慮する必要がある．今後，薬剤師(薬局)と医師(医療機関)等の多職種連携や地域医療の連携も進み，OTC 医薬品を活用したセルフメディケーションがさらに進んでいくものと思われる．

文 献

1) 新井　誠：セルフ・メディケーション．ファルマシア，**25**：1019-1023，1989.
2) 望月眞弓：セルフメディケーションと OTC 医薬品の活用．ファルマシア，**48**：1042-1046，2012.
3) 渡辺謹三：最近の OTC 医薬品とセルフメディケーションに関する社会的な背景と一般消費者の意識．薬誌，**140**：423-434，2020.
   Summary OTC 医薬品に関する法規・制度の変遷，セルフメディケーションと OTC 医薬品に関する調査研究等の総説．
4) 日本 OTC 医薬品協会：OTC 医薬品産業グランドデザイン．
   https://www.jsmi.jp/act/gdesign.html
5) 厚生労働省：統計情報・白書．
   https://www.mhlw.go.jp/toukei_hakusho/
6) OTC 市場の平成を振り返り，令和を展望する．株式会社インテージヘルスケア．ニュースリリース．2019 年 5 月 16 日．
7) 渡辺謹三，葦沢龍人，佐藤誠一編：第 1 部 薬剤師と OTC 医薬品．4. OTC 医薬品を取り巻く法律と制度．OTC 医薬品学-薬剤師にできるプライマリ・ケア，南江堂，pp.9-23，2016.
   Summary OTC 医薬品を学ぶための教科書で，法律・制度等，基本的な知識を体系的に解説．
8) 一般社団法人日本 OTC 医薬品情報研究会編：第 1 章 要指導・一般用医薬品の承認申請の手続き．医薬品製造販売指針 別冊 要指導・一般用医薬品製造販売承認基準・申請実務の手引き 2017，じほう，pp.1-25，2017.
   Summary 要指導・一般用医薬品及び指定医薬部外品の製造販売承認基準，申請時の留意点を解説した手引き書．
9) 日本 OTC 医薬品協会：医療用医薬品から一般用医薬品への転用(スイッチ OTC 化)の促進．内閣府 規制改革推進会議 医療・介護ワーキング・グループ ヒアリング資料．2020 年 2 月 13 日．
10) 村上雅裕，中谷真由美，安田　恵ほか：スイッチ OTC 点眼薬の使用性に関する製品間の比較検討．医薬品情報学，**18**：209-213，2016.
11) 村上雅裕，中谷真由美，太田千裕ほか：抗アレルギー点眼薬におけるスイッチ OTC 医薬品と医療用医薬品との製剤学的特性および経済性に関する比較検討．医療薬学，**43**：592-598，2017.
12) 製品研究「ヒアレイン S」．DRUG magazine，2 月号：35，2021.
13) 渡辺謹三，葦沢龍人，佐藤誠一編：第 3 部 薬効からみた OTC 医薬品．16. 眼科用薬．OTC 医薬品学-薬剤師にできるプライマリ・ケア，南江堂，pp.241-249，2016.
14) 一般社団法人日本 OTC 医薬品情報研究会編：第 2 章 一般用医薬品の製造販売承認基準．7. 眼科用薬．医薬品製造販売指針 別冊 要指導・一般用医薬品製造販売承認基準・申請実務の手引き 2017，じほう，pp.118-128，2017.

MB OCULI. No. 107 : 33 – 38, 2022

特集／眼科医のための薬理学のイロハ

緑内障配合点眼薬とその使い方

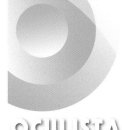

相原　一*

Key Words： 配合薬(combined drug)，アドヒアランス(adherence)，FP 作動薬(FP agonist)，β 遮断薬(beta blocker)，α_2 作動薬(alfa agonist)，炭酸脱水酵素阻害薬(carbonic anhydrase inhibitor)

Abstract： 緑内障眼圧下降治療には主要 6 つの作用点の薬剤を組み合わせて治療するのが原則である．そのうち，現在作用点からみて 4 カテゴリーの配合点眼薬の組み合わせが存在し，薬剤別には FP 作動薬＋β 遮断薬が 4 パターン，β 遮断薬＋炭酸脱水酵素阻害薬が 2 パターン，β 遮断薬＋α_2 作動薬と α_2 作動薬＋炭酸脱水酵素阻害薬がそれぞれ 1 パターンある．一部にはジェネリックもユニットドーズ製剤も存在する．眼圧下降点眼治療はせいぜい 3 製剤までにすべきであり，必然と配合薬を使用することが推奨される．薬理学的に配合薬にすることによる相互作用はなく，単剤併用と比較して有効性安全性は同様である．したがって，多剤併用時には配合薬を使用して患者のアドヒアランスを向上させ，長期点眼治療が持続可能になるよう心がけることが重要である．

緑内障点眼治療の課題と配合薬の意義

慢性進行性神経変性疾患である緑内障のほとんどを占める開放隅角緑内障は正常眼圧から 20 mmHg 台の眼圧であり，基本は点眼眼圧下降治療が優先となる．初期でみつかれば単剤から徐々に眼圧下降治療を強化し，中後期でも多剤併用で最大限の眼圧下降治療を試みることになる．いずれにしろ年単位の治療を行いながら次の治療強化を図ることになる．近年，眼圧下降薬はその開発が進んで図 1 のように開放隅角緑内障に使用する薬剤はその眼圧下降作用からみて 6 種類と考えて良い．各論は後で詳細に述べるが，緑内障点眼薬の分類は房水動態への作用点からみた生理学的な作用点と，実際の細胞，組織レベルでの生化学薬理学的な作用点で考えるとわかりやすい．さらに，点眼薬は薬理学的にも特殊な局所投与方法であ

り，眼内への薬物移行には実薬の特性のみならず点眼製剤としての基剤の特性にも依存する．したがって有効性安全性評価には主剤の作用のみならず基剤の作用も関与する．さらに点眼眼圧下降治療を複雑にしているのは，自己点眼という患者自身による治療に伴う種々の問題である．まず，点眼を処方通りに行うか，またたとえ点眼したとしても適切に点眼しているか否か，そしてその点眼行為を長期的に持続できるか，この 3 点に点眼に対する患者のアドヒアランスが大いに関与しているということである．たかが点眼と侮るなかれ，十分な眼圧下降治療による緑内障進行抑制には種々のチェックポイントがあり，そのなかで配合点眼薬は大きな意義を持つ存在である．

点眼アドヒアランスの重要性と配合薬

緑内障点眼治療の薬理学のイロハの前に，そもそも点眼してもらえるかどうかが根本課題である．いくら理屈を知って患者に説明しても結局点

* Makoto AIHARA，〒113-8655　東京都文京区本郷 7-3-1　東京大学医学部眼科学教室，教授

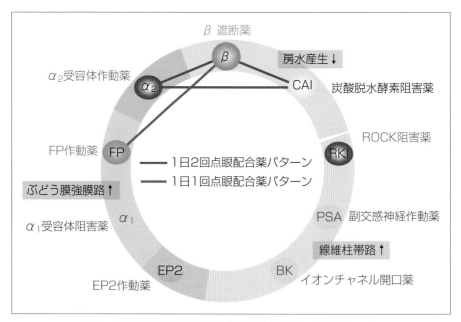

図 1. 眼圧下降薬主要 6 作用点と 4 カテゴリー配合パターン

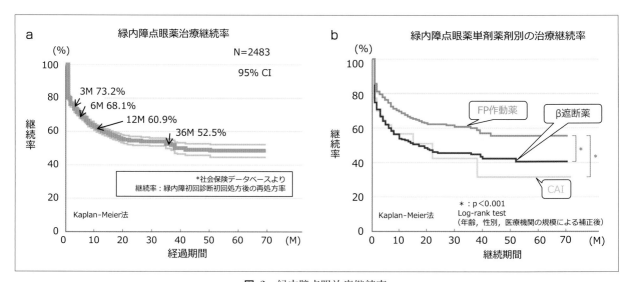

図 2. 緑内障点眼治療継続率

（文献 1 より）

眼してもらえなかったら何の意味もない．そして
また辛いことに点眼してくれているかを確認する
明確な手段がないのである．患者を最初から疑う
わけではないが，実は疾患特性上，緑内障点眼治
療の継続率は極めて悪いことが判明している（図
2-a)[1]．これはレセプトデータを元に解析した点
眼治療の継続率を示すものだが，初回点眼治療を
受けた患者が継続して点眼薬を処方されているか
による継続率算出である．残念なことにせっかく
緑内障診断を受けて治療を開始しても 1 年経つと

約 4 割の患者が点眼薬の処方を受けていない事実
がある．この理由として，緑内障は自覚症状に乏
しい疾患であることが大きい．初期中期まで痛く
も痒くもなく生活も困っていない状況にあり，か
つ点眼することは極めて面倒な行為である．点眼
して快適な緑内障点眼薬はなく，眼圧が下がった
かどうかもわからず，かえって点眼することによ
り副作用が出ることも多いため，点眼する動機を
維持できないことになる．当初は放っておくと失
明に至ることを知り危機感はあるかもしれないが，

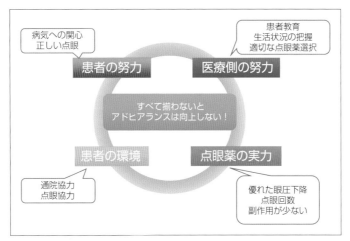

図 3. 点眼治療アドヒアランス向上の4要素

これが長期にわたるとなると当然意識が薄れてくることは誰しもありうることである. この見えない病気に対して継続した通院を促すには, 我々医療側の努力が必要である. 長期管理のために患者に疾患および点眼の仕方に対する教育を十分に行うことが重要である. そして, 適切な点眼薬をその禁忌, 副作用も含めて十分に理解したうえで処方する必要がある. 患者の立場になれば容易に理解できようが, 点眼回数が多い治療は QOL を損ねる. そもそも何かの行為を中断して点眼することは意識が高くないと困難である. さらに多剤点眼の場合は点眼間隔をあける必要もある. したがって, より単純な点眼処方が理解しやすくアドヒアランスも向上する. それを示したのが, 図2-b であり, 点眼継続率が高いのは1日1回点眼である FP 作動薬であることが理解できよう[1]. β遮断薬は1回点眼タイプの徐放製剤があるために2回点眼の炭酸脱水酵素阻害薬(CAI)より持続率が高いと考えられる. 他にも点眼製剤の種類が少ないほどアドヒアランスが高いことを示すデータもある. つまり点眼回数を少なく, 本数も少なくするには, 配合点眼薬が絶対に有利である. そこで, 厚生労働省もこの10年で配合点眼薬を認可するようになってきた. 配合点眼薬の重要性はこの点にある. 点眼アドヒアランスを高めるには, 我々の患者指導や適切な薬物選択といった努力, 患者の点眼努力, 患者環境, 配合点眼薬も含めた点眼薬の実力, 以上4つのポイントを統合的に機能させる必要がある(図3).

配合点眼薬と単剤併用治療の有効性と安全性の相違

配合点眼薬の開発の時点で必ず単剤併用治療の有効性・安全性との比較が報告されている. 基本的に配合点眼にしたとき, もとの単剤の眼圧下降効果の単純な足し算にはならないはずだが, 幸いなことに各薬剤の作用点が異なるため, 臨床的には単剤併用時の眼圧下降効果と非劣性であることが示されている. 配合点眼薬は単剤併用治療時に点眼間隔をあけないで点眼する場合に, 先に点眼した薬剤を洗い流す効果はないので, 実臨床ではアドヒアランスの面で有意に効果が出ていることが推測される.

さらに, 現時点での配合点眼薬は主剤同士の相互作用による有効性の減弱も副作用の増強もみられていないため, 元の薬剤の副作用を抑えておけば問題ない. したがって, ガイドラインでも多剤併用の場合は, 配合点眼薬の使用も念頭に置くように明示してある[2](図4). 眼圧下降治療の1剤目は単剤であることが多いが, 2剤目は配合薬を選択することが多くなっており, 多剤併用の際はやはり点眼本数を増やさない利点が圧倒的に高い. ともかく, 緑内障は各薬剤の有効性安全性を十分に理解していれば処方はたやすく, 患者にも十分説明していただきたい.

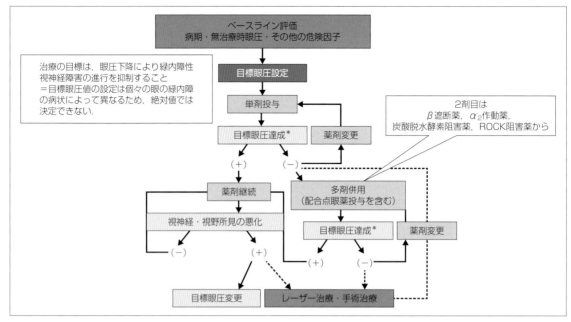

図 4. 開放隅角緑内障治療基本方針

(文献 2 より改変)

基剤と眼内移行の薬理学

　配合点眼薬に限らず緑内障点眼薬は，点眼して眼内移行して効果を発揮するが，基剤によって何らかの影響を受ける可能性が示唆されている．日本では最近ようやく先発品と全く同じ組成であるauthorized generic が出ているが，ほとんどの後発品は先発品と全く同じ組成ではない基剤に溶解した点眼薬が開発されている．結果として眼圧下降の有効性が担保されていれば良いかも知れないが，基剤が異なることで局所の副作用や効果の持続性等が異なる可能性はありうるため，特にジェネリックに替えてもアレルギー等の副作用が生じたり，また先発品では生じたアレルギーが起こらない可能性もある．ジェネリックの一部にはあえて防腐剤を変更したり，濃度を低下あるいは防腐剤フリーにしたものもあり，有用なものもある．日本では基剤の成分名の公表はされているが，濃度までは明示されていないので正確には情報提供できない．ちなみに，先行製剤と後発品の具体的な主成分の眼内移行の相違に対する懸念については十分に検討した報告はないが，以前我々は後発品が極めて多く開発されて各製剤の有効性への影響が懸念された FP 作動薬ラタノプロストの後発

品の眼内移行を検討した[3]．結果として，ラタノプロストはその薬理学的特性，つまり疎水性が高い状態で角膜上皮に移行して，その後加水分解されて親水性になり角膜実質から眼内に移行することから，基剤の異なる製剤でも同様の眼内移行を呈することが判明した．したがって，FP 作動薬との配合薬では，おそらくラタノプロストの眼内移行については問題がないであろう．ただし，配合相手のβ遮断薬の移行については検討されていない．配合薬も今後後発品が出てくることから，少なくとも眼圧下降効果の有効性については確実に担保されているデータが必要である．このように，薬理学的にも配合薬にはまだ検討すべき課題が存在する．

配合点眼薬の種類と特性（表 1, 図 1）

　現在，日本では以下の 4 種類の配合点眼薬が発売されている．各主剤については他書に譲るが，それぞれの作用点有効性について簡単にまとめさせていただいた．現在日本では 4 種類のカテゴリーの配合点眼薬が存在するが，カテゴリー間での有効性の比較試験が存在しないため，配合点眼薬のなかでの優劣はつけがたい．禁忌や副作用等の安全性については，それぞれの主剤の安全性を併せ持ったものなので詳細は割愛する．

表 1. 緑内障配合点眼薬一覧

カテゴリー	FP 作動薬 + β遮断薬				β遮断薬 + 炭酸脱水酵素阻害薬		β遮断薬 + α₂作動薬	α₂作動薬 + 炭酸脱水酵素阻害薬
成分名	ラタノプロスト0.005%+チモロール0.5%	トラボプロスト0.004%+チモロール0.5%	タフルプロスト0.0015%+チモロール0.5%	ラタノプロスト0.005%+カルテオロール2%	チモロール0.5%+ドルゾラミド1%	チモロール0.5%+ブリンゾラミド1%	チモロール0.5%+ブリモニジン0.1%	ブリモニジン0.1%+ブリンゾラミド1%
点眼回数	1日1回				1日2回		1日2回	1日2回
先発品名	ザラカム®	デュオトラバ®	タプコム®	ミケルナ®	コソプト®	アゾルガ®	アイベータ®	アイラミド®
先発品製剤特徴			徐放製剤でβ遮断薬の効果持続		ユニットドーズ製剤コソプトミニ®あり	懸濁液		懸濁液
後発品	ラタチモ配合点眼液	トラチモ配合点眼液	未	未	ドルモロール配合点眼液	未	未	未

1．FP 作動薬と交感神経β遮断薬

成分では4パターン存在する(表1)．そのうち3つはラタノプロスト，トラボプロスト，タフルプロストそれぞれにβ遮断薬チモロール0.5%との配合薬である．単剤の有効性から考えると，このカテゴリーFP作動薬＋β遮断薬チモロール0.5%のピーク値での下降率が全配合薬中で最も高そうであるが，本カテゴリーのチモロール配合剤は本来β遮断薬の2回点眼処方と異なりFP作動薬の処方回数に合わせて1回点眼であるため，終日の眼圧下降効果については単剤併用に劣る可能性が高く，したがって他のカテゴリーと比較しての優劣はつけがたい．またβ遮断薬が異なるラタノプロスト＋カルテオロール配合点眼薬は，1回点眼でも基剤のアルギン酸による徐放効果によりカルテオロールの持続効果が発揮できるミケランLAと同じ基剤の製剤となっている点が他の3製剤と異なる．処方の選択基準としては有効性による優劣はつけがたく，むしろFP作動薬とβ遮断薬のそれぞれの副作用を考慮すれば良い．

2．交感神経β遮断薬と炭酸脱水酵素阻害薬

2パターンの配合薬があり，炭酸脱水酵素阻害薬のドルゾラミドとブリンゾラミドそれぞれにチモロールが配合されている．どちらも房水産生抑制効果の作用であるが,CAIが基礎分泌を抑制し，β遮断薬が交感神経活動による分泌を抑制するため，相加効果がある．前者はジェネリックもユニットドーズ製剤もある．前者は透明だが酸性なので若干点眼刺激が生じる一方，後者は中性だが懸濁液なので一過性の霧視が生じる．いずれもその製剤の特徴を処方時に説明し，早期の点眼治療からの脱落を防ぐようにすべきである．

3．交感神経β遮断薬とα₂作動薬

ブリモニジンとチモロールの配合剤のみである．前者によるぶどう膜強膜路の流出促進と両者による房水産生抑制効果で眼圧を下降させる．中性の透明製剤で付け心地は良い．

4．交感神経α₂作動薬と炭酸脱水酵素阻害薬

ブリモニジンとブリンゾラミドの配合剤のみである．前者によるぶどう膜強膜路の流出促進と両者による房水産生抑制効果で眼圧を下降させる．ブリンゾラミド含有のため，懸濁製剤である．点眼後白い粉状のものが内眼角に残ることを説明すれば良い．β遮断薬が使用できない患者に処方しやすい組み合わせである．

配合点眼薬の使い方

配合薬の処方は，明らかに高眼圧で速やかに眼圧を下げる必要があるときは最初から配合剤を使わざるをえないが，大多数の症例には最初の1本を切り替えての配合薬か，最初の1本に追加した2本目としての配合薬のどちらかであろう．緑内障の病期や病型に応じた目標眼圧設定で選択をすれば良い．図1のように主要6成分のうち，FP作

表 2. 第二選択薬の配合剤の製剤特徴

カテゴリー	β遮断薬 + 炭酸脱水酵素阻害薬		β遮断薬 + α₂作動薬	α₂作動薬 + 炭酸脱水酵素阻害薬
先発品名	コソプト®	アゾルガ®	アイベータ®	アイラミド®
pH	5.5〜5.8	6.7〜7.7	6.9〜7.3	6.3〜6.8
浸透圧比	0.95〜1.25	0.9〜1.2	0.9〜1.1	0.9〜1.2
性 状	無色 澄明 わずかに粘稠性	白色〜微黄白色 懸濁	淡緑黄色〜緑黄色 澄明	白色〜微黄白色 懸濁

動薬はβ遮断薬とのみ配合薬があるが，主要第二選択薬であるβ遮断薬とα₂作動薬，CAI は，それぞれの組み合わせ3パターンが可能であるため，選択の幅は広がった．3パターンのどれを選択するかは，副作用の点から考慮すれば良い．特にβ遮断薬が喘息，COPD，不整脈，徐脈で使用できない患者も多いため，α₂＋CAI の配合薬は有用である．現在，ガイドラインでも点眼治療は3製剤までで，次は手術による加療を考えるよう推奨されていることから，主要6成分のうち，たとえばFP作動薬＋β遮断薬，α₂作動薬＋CAI の配合剤を使用すれば2製剤で4成分使用できる．

処方時の重要なポイントは，まず患者に切替あるいは追加の理由，また配合薬の成分について簡単に述べて，副作用について説明することである．特に，すぐに生じる頻度の高い副作用は充血であり，またさし心地も不快に感じる患者も多いので，いずれも患者指導すると良い．さし心地は点眼液のpHや浸透圧と性状による．表2に第二選択でよく用いられる配合剤の比較を提示する．浸透圧はほとんど同じなので，pHと性状を把握しておけば説明は容易である．中性で透明な液が良さそうであるが，患者の感じ方は千差万別で，しみたほうがさした気がするという患者もいれば，そうでない患者もいるため，個々に対応して処方していただきたい．チモロール配合薬の種類が多いため，しばしば2種の配合剤の処方時にチモロールが重複していることがあるので注意したい．チモロールの過剰点眼は全身副作用が起こりやすいので配合薬の成分には熟知されたい．

配合点眼液の未来

現在日本では4カテゴリーの配合パターンが存在するが，海外ではFP作動薬＋ROCK阻害薬の配合剤が発売されており，いずれ国内でも使用できるようになるだろう．また，3成分を配合した薬剤も検討されており，将来使用できる可能性も夢ではない．ただ，薬剤特性を減弱することなく有効性を維持する製剤化には多くの努力を要する．いずれにしろ，緑内障点眼治療は配合剤の登場により3製剤で治療の限界とし，点眼眼圧下降治療で治療を引き延ばすことなく，副作用が出ない状況で早期に手術加療の判断をする時代となってきている．点眼治療は適切に配合点眼薬を使用し，患者に負担をかけないよう，眼の状態を健全に保って，長期持続可能な処方になるよう心がけたい．

文 献

1) Kashiwagi K, Furuya T：Persistence with topical glaucoma therapy among newly diagnosed Japanese patients. Jpn J Ophthalmol, **58**：68-74, 2014.
   Summary 緑内障点眼薬に対する治療のアドヒアランスが悪いことを示した重要な文献.
2) 木内良明，井上俊洋，庄司信行ほか，日本緑内障学会緑内障診療ガイドライン作成委員会：緑内障診療ガイドライン(第5版)．日眼会誌, in press.
3) Sekine Y, Shimada M, Satake S, et al：Pharmacokinetic Analysis of Intraocular Penetration of Latanoprost Solutions with Different Preservatives in Human Eyes. J Ocul Pharmacol Ther, **34**：280-286, 2018.
   Summary 多数存在するラタノプロストの製剤ごとの眼内移行の相違を明らかにした文献.

MB OCULI. No. 107：39－44, 2022

特集／眼科医のための薬理学のイロハ

糖尿病網膜症の予防へ向けた血液網膜関門保護薬の創薬研究の現状と今後の展望

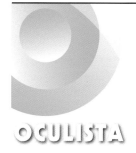

宮田佳樹[*1]　小佐野博史[*2]

Key Words： 糖尿病網膜症(diabetic retinopathy)，血液網膜関門(blood-retinal barrier：BRB)，神経血管単位 (neurovascular unit：NVU)，ミュラー細胞(Müller cells)，フラボノイド類(flavonoids)

Abstract：糖尿病人口とともに糖尿病網膜症の患者も増加することが予想される．このような状況の変化に際し，「網膜症を発症・進展させない治療」が今後，重要となってくる．糖尿病患者の視覚障害と密接に関連する糖尿病黄斑浮腫や増殖糖尿病網膜症の発症・進展は血液網膜関門(BRB)の破綻が起点となることから，BRB保護薬に関する創薬研究は網膜症の発症抑止が期待できる新たな内科療法の確立につながる可能性がある．抗VEGF薬をはじめとする既存薬やフラボノイド類を含むさまざまな食品因子のなかにもBRB保護効果を有するものがある．今後は，網膜血管を標的とする抗VEGF療法と合わせて，網膜血管の周囲を取り巻くグリア細胞や神経を標的とする新たなBRB保護戦略が重要である．

はじめに

世界の糖尿病人口は増加の一途を辿っており，2019年の時点で糖尿病有病者数は4億6,300万人，このまま進むと世界の糖尿病人口は，2030年には5億7,800万人，2045年には7億人に達すると予想されている[1)]．我が国においても，糖尿病が強く疑われる成人患者と予備軍を合わせると2,000万人に到達している（厚生労働省：国民健康・栄養調査）．近年の医療技術や内科療法の進歩によって，2000年以降の糖尿病網膜症の有病率はそれ以前の報告と比べ大幅に減少し，失明を回避可能となりつつある．一方，糖尿病患者数の増加を反映して糖尿病網膜症の患者数自体は今後もさらに増加することが予想される．また，糖尿病患者における視機能保持は日常生活動作（ADL）の

自立，内服薬やインスリンの自己管理にも直結して糖尿病そのものの治療にも影響を及ぼすことから，糖尿病診療において失明を免れるための眼科的治療に加え，より良好な視力を維持するための「網膜症を発症・進展させない治療」の重要性が増している．

血液網膜関門（blood-retinal barrier：BRB）の破綻は，視覚障害と密接に関連する糖尿病黄斑浮腫（diabetic macular edema：DME）や増殖糖尿病網膜症（proliferative diabetic retinopathy：PDR）の起点となる．特に，DMEは2型糖尿病患者における視力低下の主要な原因であり，就労年齢層での社会的失明原因として問題となっている．したがって，糖尿病患者の日常生活における血糖，血圧，脂質管理に加えてBRB破綻を直接抑止できるBRB保護治療薬は糖尿病患者の視覚障害の予防あるいは軽減に大きく貢献できる可能性がある．本稿では，BRB保護治療薬の現状と今後の展望について概説する．

[*1] Yoshiki MIYATA，〒173-8605　東京都板橋区加賀2-11-1　帝京大学薬学部薬物治療学研究室，准教授
[*2] Hiroshi KOSANO，同，教授

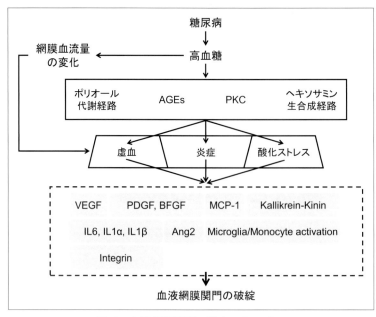

図 1. 血液網膜関門の障害メカニズム
（文献 2 より改変）

BRB の障害メカニズム

　正常網膜における血管から網膜への物質透過性はBRBによって厳格にコントロールされている. BRB は, 網膜毛細血管内皮細胞を実体とする内側血液網膜関門(inner BRB：iBRB)および網膜色素上皮細胞を実体とする外側血液網膜関門(outer BRB：oBRB)の 2 種類で構成される. BRB を構成する網膜毛細血管内皮細胞や網膜色素上皮細胞の細胞間隙にはタイトジャンクション(密着結合)が存在し, occuldin や VE-cadherin, claudin 等で構成されるタイト結合によって血中の物質が簡単に網膜組織内に移行できない仕組みになっている. また, 生理的な状態では網膜血管と網膜神経およびミュラー細胞等のグリア細胞が相互に影響し合う neurovascular unit(NVU)を形成することで BRB の恒常性が維持されている. しかしながら, 糖尿病患者の網膜では, 年余にわたる高血糖を経た後にこれらのタイトジャンクションや NVU を構成する細胞成分が障害を受け, BRB の破綻が惹起される.

　糖尿病網膜症においては, 高血糖により活性化されるさまざまな分子機構が BRB の破綻に関与すると考えられる. 図 1[2)]に, 高血糖を起点としてBRB破綻に至る一連のカスケードをまとめた. 持続する高血糖はポリオール代謝経路の亢進, 非酵素的糖化反応による AGEs の蓄積, protein kinase C(PKC)の活性化あるいはヘキソサミン生合成経路の促進を誘導する. その後, 虚血, 炎症, 酸化ストレスを生じ, さらにはそれらの変化によって神経細胞やグリア細胞等で誘導される血管内皮増殖因子(vascular endothelial growth factor：VEGF)に代表されるさまざまな液性因子が BRB の破綻に直接関与する. VEGF のほか, 糖尿病網膜症の硝子体液中には蛋白質分解酵素のマトリックスメタロプロテアーゼ(MMP)やインターロイキン等の炎症性サイトカイン, MCP-1 等のケモカインが高濃度存在していることがわかっている. これらの液性因子は炎症を惹起させ炎症細胞の走化および浸潤を促すとともに, 網膜毛細血管内細胞内のシグナル伝達分子を介して血管内皮細胞の機能障害を誘発し, BRB が破綻すると考えられている. さらに, BRB 破綻には血漿カリクレイン-キニン系, ミクログリアおよび単球の活性化も関与していることが知られている.

BRB 保護薬の現状と今後の創薬展望

BRB の破綻は多数の分子間相互作用による炎症反応や神経変性・機能障害とこれらの悪循環で形成されるが，そのなかで VEGF が中心的な役割を担っている．虚血等によって誘導される VEGF は，VEGF 受容体と結合して網膜血管内皮細胞間のタイトジャンクション構成蛋白質である ZO-1 や occuldin を損失・リン酸化させ血管透過性が亢進する．また，VEGF による網膜毛細血管での白血球凝集はサイトカインの遊離を介して炎症細胞の遊走を引き起こし，これらの現象は BRB 破綻に関与している．

DME に対する抗 VEGF 薬として我が国ではラニビズマブ（ルセンティス®）およびアフリベルセプト（アイリーア®）の使用が認可されているが，大規模臨床研究における良好な治療成績からも，抗 VEGF 薬による BRB 保護を機序とする浮腫軽減効果が裏付けられている．既存の抗 VEGF 薬と比較して投与間隔の延長が期待できる新たな新薬の臨床研究も進み，ブロルシズマブ（ベオビュ®）の DME に関する第 3 相試験（KESTREL 試験および KITE 試験）ではアフリベルセプト 2 mg 投与群に対し，主要評価項目である 1 年目の最高矯正視力のベースラインからの変化量が非劣性であることが報告された[3]．また，血管内皮細胞に発現するチロシンキナーゼ受容体 Tie2 に対するリガンドとして同定された angiopoietin-2（Ang2）と VEGF を同時に中和する二重特異性抗体（RG7716）にも BRB 保護効果が期待できる．さらに，Tie2 を活性化する vascular endothelial protein tyrosine phosphatase 阻害剤（AKB-9778）とラニビズマブの併用療法の第 II 相試験では，ラニビズマブ単独との比較で有効性が確認されており，今後の結果が待たれるところである．

抗 VEGF 薬による BRB 保護効果のほか，すでに臨床応用されている既存薬のなかには本来の薬理活性とは別に BRB 保護につながる生理活性が報告されているものがある．以下に紹介したい[4]．

1．シタグリプチン

シタグリプチンは，インクレチン分解酵素である DPP-4 に対する阻害薬である．糖尿病モデルラットへのシタグリプチンの経口投与は，網膜血管内皮細胞におけるタイトジャンクション構成蛋白質の損失を抑止し，網膜に対するニトロソ化ストレス，炎症性変化およびアポトーシスを機序とする細胞障害性を軽減することが報告されている[5]．血糖依存的な糖尿病治療薬として臨床使用されているが，糖尿病網膜症に対する BRB 保護を含む多機能な生理活性が注目されている．

2．フェノフィブラート

糖尿病網膜症と脂質管理に関する大規模臨床試験である FIELD 試験[6]やスタチンにフェノフィブラートを追加投与した際の効果を検証した ACCORD-Eye 試験[7]では，フィブラート系薬剤による糖尿病網膜症の進展抑止効果が報告されている．ヒト網膜色素上皮細胞株（ARPE-19）を用いた細胞実験では，タイトジャンクション構成蛋白質の ZO-1 や claudin-1 の損失をフェノフィブラートが抑止することで高血糖による血管透過性の亢進を抑止していることが報告され，フィブラート系薬剤による BRB 保護効果が示唆されている[8]．

ミュラー細胞を標的とする
新たな BRB 保護戦略の可能性

iBRB の破綻は網膜毛細血管と神経系の両者が構成する NVU の破綻による微小循環不全であるにもかかわらず，現在は抗 VEGF 薬を中心とする網膜血管のみを標的とした治療に重きを置いているのが現状である．今後は，持続する高血糖によって誘発された網膜血管を取り巻くニューロンやグリア細胞の異常を改善することで BRB の機能ネットワークの回復を目指すことが新たな BRB 保護戦略として重要であると考えられる．我々は，網膜特異的なグリア細胞であるミュラー細胞に着目し，糖尿病網膜症の発症・進展と関連するミュラー細胞死の抑止や機能異常の改善を機

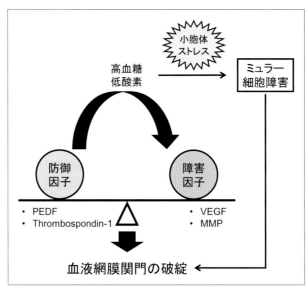

図 2. ミュラー細胞と血液網膜関門の関連性

序とする新たな BRB 保護薬の可能性を模索している.

　ミュラー細胞は網膜神経系の支持細胞としての役割のほか,神経伝達物質であるグルタミン酸代謝や網膜への栄養供給,血流の調整等に関与して網膜の構造・機能維持に重要な役割を果たす網膜の主要なグリア細胞である.一方,糖尿病網膜で観察されるミュラー細胞の細胞障害や機能異常は間接的に網膜血管やニューロンに影響を与え,iBRB の破綻に関係することが推測される.図2に示すように,ミュラー細胞が産生する色素上皮由来因子(pigment epithelium derived factor:PEDF)や thrombospondin-1 は iBRB に作用して,iBRB 恒常性の維持に関与する.一方,ミュラー細胞由来の VEGF や MMP などは iBRB のバリア構造の破綻を誘発する.これらの産生バランスの異常が BRB 破綻を起点とする血管透過性の亢進,その後の視覚障害に関与する可能性がある.我々は,ヒト網膜ミュラー細胞株を用いて MMP 発現にかかわるシグナル伝達因子ならびに転写制御機構を調べ,プロテインキナーゼ C や PI3K-Akt 経路が転写調節因子である AP-1 や NF-kB を介して MMP-9 の mRNA 発現を促進的に制御することを報告した[9)10)].さらに,ミュラー細胞のアポトーシスを機序とする細胞障害性には正常な高次

構造に折り畳まれなかった変性蛋白質が小胞体に蓄積して生じる小胞体ストレスが関与することを報告した[11)].今後,ミュラー細胞の細胞障害や機能異常の分子メカニズムの解明に立脚した BRB 保護薬の創薬開発が期待される.

おわりに

　抗 VEGF 薬の眼内投与療法は,BRB 破綻を起点とする DME および増殖糖尿病網膜症に対する治療に大きく貢献している.一方,BRB 破綻にかかわる多様な分子機構の解明が進むにつれ,複数の BRB 破綻にかかわる液性因子を網羅的に抑止できる BRB 保護薬の創薬開発や併用療法の確立への期待が高まっている.また,網膜血管病変のみならず,血管周囲のグリア細胞やニューロンを含む NVU の障害や機能異常を標的とする創薬研究も必要であろう.

　食事・栄養摂取と糖尿病網膜症に関する臨床研究において,野菜,果物,魚,地中海食の摂取が網膜症の予防に有効であるとされている.Mahoney ら[12)]の横断研究では,フラボノイドの豊富な果物と野菜の摂取量は糖尿病網膜症の有病リスクと負に関連したと報告され,図3に示すようなフラボノイド構造を基本骨格とする化合物にBRB 保護効果が見出されている.このような食品

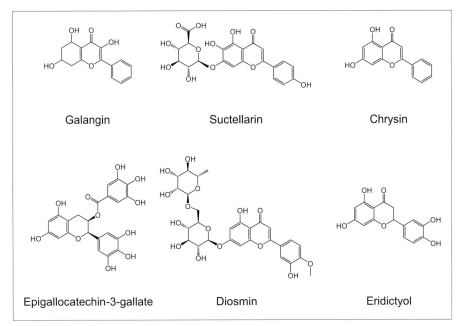

図 3. BRB 保護効果を有するフラボノイド類

因子からの BRB 保護薬の創薬リードの探索は，安全性，利便性，費用面等の多角的な観点から有益であると考えられる．既存薬や食品因子を利用した今後の BRB 保護薬のさらなる創薬開発に期待したい．

文　献

1) International Diabetes Federation/国際糖尿病連合(IDF)：糖尿病アトラス第9版．2019.

2) Urias EA, Urias GA, Monickaraj F, et al：Novel therapeutic targets in diabetic macular edema：Beyond VEGF. Vis Res, **139**：221-227, 2017.

3) Brown D, Wolf S, Garweg JG, et al：Brolucizumab for the treatment of visual impairment due to diabetic macular edema：52-week results from the KESTREL & KITE studies. Presented at：The Association for Research in Vision and Opthalmology（ARVO）2021 Annual Meeting. May 2021.

4) Zhang C, Wang H, Nie J, et al：Protective factors in diabetic retinopathy：focus on blood-retinal barrier. Discov Med, **18**：105-112, 2014.

5) Gonçalves A, Leal E, Paiva A, et al：Protective effects of the dipeptidyl peptidase IV inhibitor sitagliptin in the blood-retinal barrier in a type 2 diabetes animal model. Diabetes Obes Metab, **14**：454-463, 2012.

6) Keech AC, Mitchell P, Summanen PA, et al：Effect of fenofibrate on the need for laser treatment for diabetic retinopathy（FIELD study）：a randomized controlled trial. Lancet, **370**：1687-1697, 2007.

7) ACCORD Study Group, ACCORD Eye Study Group, Chew EY, Ambrosius WT, Davis MD, et al：Effects of medical therapies on retinopathy progression in type 2 diabetes. N Engl J Med, **363**：233-244, 2010.

8) Trudeau K, Roy S, Guo W, et al：Fenofibric acid reduces fibronectin and collagen type IV overexpression in human retinal pigment epithelial cells grown in conditions mimicking the diabetic milieu：functional implications in retinal permeability. Invest Ophthalmol Vis Sci, **52**：6348-6354, 2011.

9) Miyata Y, Kase M, Sugita Y, et al：Protein kinase C-mediated regulation of matrix metalloproteinase and tissue inhibitor of metalloproteinase production in a human retinal müller cells. Curr Eye Res, **37**：842-849, 2012.
Summary　網膜ミュラー細胞において，PKC がマトリックスメタロプロテアーゼ(MMP)-9 の酵素活性および mRNA 発現に関与することを報告した．

10) Miyata Y, Nagase T, Katsura Y, et al：In vitro studies on nobiletin isolated from citrus plants and the bioactive metabolites, inhibitory action

against gelatinase enzymatic activity and the molecular mechanisms in human retinal Müller cell line. Biomed Pharmacother, **93**：70-80, 2017.
Summary 網膜ミュラー細胞において，PI3K-Akt 経路および MAPKs が MMP-9 の酵素活性および mRNA 発現に関与することを報告した.

11）Miyata Y, Matsumoto K, Kusano S, et al：Regulation of Endothelium-Reticulum-Stress-Mediated Apoptotic Cell Death by a Polymethoxylated Flavone, Nobiletin, Through the Inhibition of Nuclear Translocation of Glyceraldehyde 3-Phosphate Dehydrogenase in Retinal Müller Cells. Cells, **10**：669, 2021.
Summary 網膜ミュラー細胞に対する小胞体ストレス負荷が，アポトーシスを機序とする細胞死を誘導することを報告した.

12）Mahoney SE, Loprinzi PD：Influence of flavonoid-rich fruit and vegetable intake on diabetic retinopathy and diabetes-related biomarkers. J Diabetes Complications, **28**：767-771, 2014.

MB OCULI. No. 107：45−52, 2022

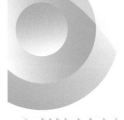

特集／眼科医のための薬理学のイロハ

滲出型加齢黄斑変性における抗 VEGF 薬 Update

中村信介*1　原　英彰*2

Key Words : 血管外漏出(extravasation)，血管内皮細胞増殖因子(vascular endothelial growth factor)，滲出型加齢黄斑変性(exudative age related macular degeneration)，線維化(fibrosis)，脈絡膜血管新生(choroidal neovascularization)

Abstract：世界的に高齢化が進み，滲出型加齢黄斑変性患者の数が増大するなか，治療の第一選択として汎用される抗 VEGF 薬の重要性が益々大きくなっている．本邦では 3 つの眼科用抗VEGF 薬が上市され，治療選択の幅が拡がった．しかしながら，症例ごとに治療薬を選択するための明確な基準の策定には至っていない．一方，既存薬と差別化可能な眼科用抗 VEGF 薬の開発が数多く進められており，個別化医療に向けた期待感も高まっている．本稿では，抗VEGF 薬の現状における課題および開発状況を概説し，滲出型加齢黄斑変性慢性期にみられる線維化に対する抗 VEGF 薬の効果について紹介する．

はじめに

　加齢黄斑変性(age related macular degeneration：AMD)は，これまで欧米先進国における高齢者の主要な中途失明原因の 1 つとして認知されていた[1]．世界的な長寿化に伴い，発展途上国でも患者数が増加しており[2]，今や AMD は世界的に深刻な視力障害をきたす眼疾患といえる．ヨーロッパでの早期 AMD の有病率は 85 歳以上では17.6％を示し[3]，2020 年の AMD 患者数は 1 億9,600 万人，2040 年には 2 億 8,800 万人に増加すると予測されている[3]．生活習慣病の疫学調査として世界的に評価されている久山町研究の結果からAMD 発症率の増加がみられ[4]，超高齢社会に突入した本邦において AMD 罹患数が益々増大することが推測される．AMD は萎縮型と滲出型の2 種類の病型に分類される．萎縮型 AMD は加齢とともに黄斑が緩徐に萎縮し，視力が徐々に低下する．萎縮型 AMD においては，現在のところ，禁煙や食生活等の生活習慣改善と抗酸化サプリメントによる予防的治療が推奨されるのみで，積極的な治療法はなく，主に経過観察が行われる．一方，滲出型 AMD は黄斑部に異常な脈絡膜血管新生(choroidal neovascularization：CNV)を生じ，その異常な血管から漏出する血液成分や出血により黄斑部の機能障害を引き起こす．滲出型 AMDは AMD 全体の 10％程度であるが[5]，萎縮型より進行が速く，深刻な視力低下を引き起こすことが多い．本稿では，滲出型 AMD に対する抗 vascular endothelial growth factor(VEGF)薬の課題と新規抗 VEGF 薬の開発状況を概説し，線維瘢痕化に対する抗 VEGF 薬の作用について紹介する．

滲出型 AMD の病態

　滲出型 AMD は CNV を伴い，この CNV の多くがブルッフ膜あるいは神経網膜下に滲出性変化を認める．この疾患はフルオレセイン蛍光眼底造影

*1 Shinsuke NAKAMURA，〒501−1196　岐阜市大学西 1−25−4　岐阜薬科大学薬効解析学研究室，講師
*2 Hideaki HARA，同大学，学長

表 1. VEGF を標的にした滲出型加齢黄斑変性治療薬の開発状況

製 品	企 業	分子構造および標的因子	開発状況
Faricimab	Roche	Ang-2/VEGF-A バイスペシフィック抗体	Phase Ⅲ 実施中
OPT-302	Ophthea	VEGF-C/-D を阻害する融合タンパク質	Phase Ⅲ 実施中
RGX-314	Regenxbio	AAV を用いて導入細胞から ranibizumab 類似タンパク質を産生	Phase Ⅱ 実施中
ADVM-022	Adverum Biotechnologies	AAV を用いて導入細胞から aflibercept 類似タンパク質を産生	Phase Ⅱ 限定募集中
KSI-301	Kodiak Sciences	抗 VEGF 抗体バイオポリマーコンジュゲート	Phase Ⅲ 実施中
GB-102	GrayBug Vision	VEGF 受容体チロシンキナーゼ阻害剤スニチニブを生分解性ポリマーのナノ粒子に封入した製剤	Phase Ⅱb 実施中
OTX-TKI	Ocular Therapeutix	VEGF 受容体チロシンキナーゼ阻害剤アキシチニブの硝子体内インプラント製剤	Phase Ⅰ 実施中
PAN-90806	PanOptica	VEGF 受容体 2 チロシンキナーゼ阻害剤(点眼剤)	Phase Ⅰ/Ⅱ 完了

(fluorescein angiography：FA)検査の所見から，造影初期から境界明瞭な CNV が描出されるタイプを classic CNV，そうでないものを occult CNV と呼ぶ．実際の症例では，各種病変が混在している場合が多く，病変の 50% 以上が classic CNV であれば predominantly classic CNV，classic CNV が病変の 50% 未満ならば minimally classic CNV，classic CNV が全く認められなければ occult with no classic CNV と分類される．一方，Gass が提唱した組織学的な分類も広く認識されている[6]．こちらは，CNV の存在部位が網膜色素上皮よりも脈絡膜側に留まっているか(type 1 CNV)，脈絡膜側を越えて伸展しているか(type 2 CNV)で定義される．滲出型 AMD にみられる CNV の多くが type 1 CNV であるが，日本人に多い病型としてポリープ状脈絡膜血管症(polypoidal choroidal vasculopathy：PCV)がある．さらに，PCV は branching vascular network vessel と呼ばれる分枝する血管と，polypoidal structure と呼ばれる血管拡張性のポリープ状病巣の 2 種類に分類される．各々の病態を形成するメカニズムについては不明な点が多いが，いずれの病型においても CNV 病変からの漏出所見を認めることが多く，この血管外漏出が深刻な視力障害を引き起こす．さらに滲出型 AMD の病態が進展すると，線維化瘢痕が形成される．

抗 VEGF 薬の課題と開発状況

滲出型 AMD の本態である CNV の発生・進展を促す主要因子として VEGF が同定され[7]，現在は抗 VEGF 療法が第一選択治療として汎用されている．これまで ranibizumab(ルセンティス®)と aflibercept(アイリーア®)が眼科用 VEGF 選択的阻害薬市場のほとんどを占めていたが，新たに brolucizumab(ベオビュ®)が参入した．Brolucizumab は VEGF-A に対するヒト化抗ヒト VEGF-A モノクローナル抗体の重鎖および軽鎖の可変領域を，リンカーを介して結合させた遺伝子組み換え一本鎖抗体である．既存の 2 剤に比べて，brolucizumab は分子量が小さく，高濃度での投与が可能であることから，投与期間の延長および網膜下滲出液に対する効果に優れることが期待されている[8]．しかし，brolucizumab は上市後まもなく，一部の症例で眼内炎を認める等の使用における懸念が生じている[9]．また，滲出型 AMD に対して抗 VEGF 療法を行う際，3 剤から選択可能となったが，患者個々でさまざまな症状や病型を示すことから適切な治療選択を実施するのは容易ではない．このように新たな課題に直面するなか，現在も数多くの眼科用 VEGF 阻害薬が開発されている．開発中の眼科用 VEGF 阻害薬について，それぞれの薬剤の特徴と開発状況を紹介する(表 1)．

1．Ang-2/VEGF-A バイスペシフィック抗体

血管内皮細胞には angiopoietin-1/-2(Ang-1/-2)が結合する Tie-2 受容体が存在し，Ang-1/-2 はそれぞれアゴニストおよびアンタゴニストとして作用する[10][11]．Ang-1 は Tie-2 受容体に結合すると，PI3 K/Akt 経路を活性化し，forkhead box protein O1（FOXO 1）転写因子をリン酸化および不活性化する．その結果，細胞生存促進および炎症抑制作用を示す[12]．一方，Ang-2 は Tie-2 受容体に対してアンタゴニストとして働き，Ang-1 の血管安定化作用を阻害する[12]．滲出型 AMD 患者の中心窩下で Ang-2 の発現上昇が報告されており[13]，Ang-2 の阻害が滲出型 AMD の治療アプローチになりうることが強く示唆されている．現在，VEGF および Ang-2 の 2 種類の因子を同時に捕捉可能な眼科初のバイスペシフィック抗体として開発が進められているのが faricimab である．2 つの多施設共同第Ⅲ相試験（LUCERNE 試験，TENAYA 試験）の中間報告では，両試験とも主要評価項目を達成し，視力改善において faricimab は aflibercept に対して非劣性を示した[14]．両試験において，aflibercept の 2 か月間隔投与群と faricimab の最長 4 か月間隔投与群において，同程度の中心窩網膜厚の減少が示された[14]．

2．VEGF-C/-D 選択的阻害薬

OPT-302 は VEGF ファミリーとして知られる VEGF-C および VEGF-D を阻害する眼科用医薬品として開発されている．VEGF-C と VEGF-D は受容体 VEGFR-2 および VEGFR-3 に結合することで血管新生を促進し[15][16]，VEGFR-3 の活性化によりリンパ血管新生を促進する[17]．また，VEGF-C は血管透過性亢進因子としても知られる[18]．滲出型 AMD 患者に抗 VEGF 薬を投与すると VEGF-C が増大するといった上方制御が生じることが示唆されている[19]．こうした抗 VEGF-A 阻害薬による生理的な反応が治療抵抗性を示す要因の 1 つである可能性が危惧されている．すなわち，VEGF-C および VEGF-D の阻害は，従来の抗 VEGF 療法の補完療法になりうると考えられ，実際，OPT-302 は既存の抗 VEGF-A 阻害薬との併用レジメンを基本として開発されている．第Ⅱb 相試験では，未治療滲出型 AMD 患者を対象に ranibizumab 単独と OPT-302/ranibizumab 併用群の 2 群による比較検証が行われた．治療開始 24 週後における ranibizumab 単独群および OPT-302/ranibizumab 併用群の最高矯正視力の改善文字数は，それぞれ 10.8 文字および 14.2 文字となり，群間に有意な差が認められた[20]．

3．先進技術を用いた抗 VEGF 薬の開発

Regenxbio 社は，独自の遺伝子デリバリープラットフォーム（NAV® Technology Platform）を用いてこれまで以上に高発現を可能にした組み換えアデノ随伴ウイルス（adeno associated virus：AAV）8 ベクターを開発した．同社は ranibizumab に類似した可溶性抗 VEGF モノクローナル抗体 Fab 断片を網膜細胞に形質導入できる AAV8 ベクター（RGX-314）の作製に成功した[21]．第Ⅰ/Ⅱ相試験として実施された LTFU 試験において，最高矯正視力の平均改善文字数が 12 文字を示し，RGX-314 投与後 9 か月～3 年まで抗 VEGF 薬の投与を受けずに視力が維持された[22]．一方，Adverum Biotechnologies 社は aflibercept の cDNA を発現するベクター ADVM-022（AAV.7m8-aflibercept）を開発した．第Ⅰ相試験における追跡期間中央値が 86 週のコホート解析から，ADVM-022 の硝子体内単回投与により 6 例全例で追加治療は不要であり，最高矯正視力は維持された[23]．

KSI-301 は眼内滞留性向上を目的に設計された生体ポリマー作製技術を応用した抗 VEGF 薬であり，滲出型 AMD を対象にした第Ⅰb 相試験において，1 年間の持続性，有効性，安全性について検証された．KSI-301 投与群の 66％が 6 か月以上の無治療期間を達成し，また，初回の 3 か月連続投与後 10 か月までに再治療を受けた回数の平均は 2 回であった[24]．GrayBug Vision 社が開発した GB-102 は VEGF 受容体チロシンキナーゼ阻害剤スニチニブを生分解性ポリマーのナノ粒子に封入した Drug Delivery System（DDS）製剤で，主成分は VEGF-A および PDGF に作用するチロシンキナーゼ阻害剤のマレイン酸スニチニブである．GB-102 は 6 か月間の治療効果が見込める製剤として開発された．滲出型 AMD を対象にした第Ⅱb 相の ALTISSIMO 試験の中間解析結果にお

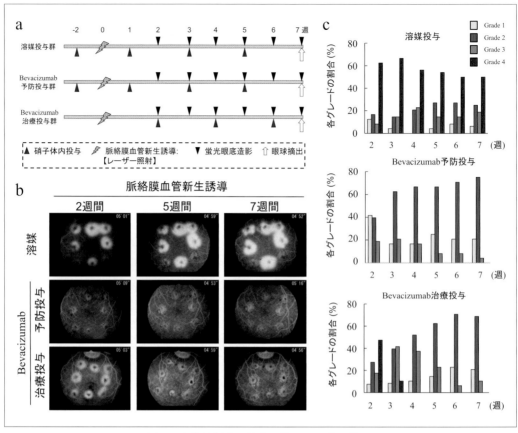

図 1. 血管外漏出に対する抗 VEGF 薬の作用
a：カニクイザル CNV モデルの作製および実験プロトコール
b：蛍光眼底造影の典型写真
c：血管外漏出の定量評価

（文献 31 より改変引用）

いて，GB-102 投与患者の 48％で 6 か月間の追加治療は必要としなかった．また，GB-102 投与群は，aflibercept 投与群と比べて，中心窩網膜厚に対する効果は同等であったが，最高矯正視力の文字数改善数において 9 文字低かった[25]．今後の開発方針については，第Ⅱb 相試験 12 か月における解析結果をもとに判断される．その他，生体吸収性のハイドロゲルを利用した徐放性製剤もある．ハイドロゲルは薬剤を包み込むような網目構造を有し，徐々に溶解することで，時間の経過とともに薬剤が放出される．OTX-TKI はチロシンキナーゼ阻害剤のアキシチニブを内包した生体吸収性ハイドロゲルであり，最長 12 か月間徐放するように設計されている．OTX-TKI の臨床試験は第Ⅰ相試験が進行中であり，解析結果が待たれる．

　続いて，現在開発されている抗 VEGF 作用を有する点眼剤を紹介する．PanOptica 社が開発を進める PAN-90806 は点眼により眼内で抗 VEGF 作用を示す．滲出型 AMD 患者を対象にした第Ⅰ/Ⅱ相試験では，PAN-90806 投与群において，1 日 1 回 12 週の点眼投与が計画され，患者の視力や網膜厚の状況から ranibizumab のレスキュー投与が設定されていた．結果，51 例中 26 例（51％）が，12 週の期間において 1 日 1 回の PAN-90806 の点眼投与のみで試験を完了した．PAN-90806 の点眼投与のみが実施された患者について別途解析したところ，26 例中 23 例（88％）で病態の改善または維持が示された[26]．

　上述の通り，革新的な技術を活用した抗 VEGF 薬の多くが，既存薬と比べて治療効果の延長，治療回数の減少および身体的負担の軽減を目的としている．これらは滲出型 AMD 治療における課題

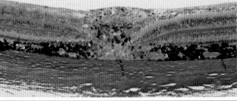

溶媒投与群

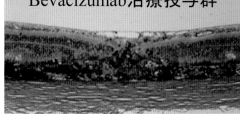

Bevacizumab予防投与群

Bevacizumab治療投与群

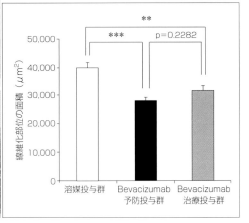

a | b

図 2. 組織線維化に対する抗 VEGF 薬の作用
　a：マッソン・トリクローム染色像
　b：線維化領域の定量評価
　結果は平均値±標準誤差で示す．***：p＜0.001 vs 溶媒投与群,
　**：p＜0.01 vs 溶媒投与群．（Tukey's test）
（文献 31 より改変引用）

の解決策になりうる可能性を秘めている．また，剤形や用途が異なるさまざまな抗 VEGF 薬が上市されれば，患者の病型や生活スタイルに合わせた個別化医療が可能になるかもしれない．

組織線維化に対する抗 VEGF 薬の作用

　滲出型 AMD は病態進展に伴い，病変部で不可逆的な線維瘢痕化が生じる[27]．抗 VEGF 療法を施行しても十分な効果が得られない[28]，あるいは治療効果が減弱する等がみられる場合[29]，網膜下に形成される線維化組織がこれらの原因である可能性が指摘されている．臨床上，滲出型 AMD に抗 VEGF 療法を継続しても長期的には視力は低下し[30]，CNV およびその近傍で組織線維化がみられることから，抗 VEGF 療法は線維化に対して抑制作用を示さないと考えられていた．しかし，滲出型 AMD 病変部にみられる線維化形成に対する抗

VEGF 薬の作用について詳細は不明であった．そこで筆者らは，カニクイザルを用いてレーザー誘発 CNV モデルを作製し，抗 VEGF 薬の線維化に対する作用を検討した．図 1-a に示す通り，溶媒投与群，bevacizumab 予防投与群，bevacizumab 治療投与群を用意し，タイムコースに従って，レーザー照射，投与，蛍光眼底造影および眼球摘出を実施した．血管外漏出は grade 1：過蛍光なし，grade 2：漏出を伴わない過蛍光，grade 3：造影前期[a]または中期[b]の過蛍光と造影後期[c]の蛍光漏出，grade 4：造影前期[a]または中期[b]の鮮明な過蛍光と損傷領域以外の後期[c]蛍光漏出［a)造影剤投与約 30 秒～1 分後，b)造影剤投与約 2～4 分後，c)造影剤投与約 5 分後以降］に分類し，評価した．溶媒投与群で顕著に認められた grade 4 が，bevacizumab 予防投与群では観察されなかった（図 1-b, c）[31]．また，bevacizumab 治療投与群に

おいては，grade 4 の血管外漏出はレーザー照射 2
週後に照射箇所全体の 47.5％に認め，その後，
徐々に減衰し，レーザー照射 4 週後には消失した
（図 1-b, c）[31]．続いて，摘出した眼球を用いて，
マッソン・トリクローム染色によりコラーゲン線
維で着色された線維化部位を定量した．溶媒投与
群と比較して，bevacizumab の予防投与群および
治療投与群の両方で線維化領域が顕著に減少した
（図 2）[31]．Bevacizumab 予防投与群と治療投与群
との間に有意な差は認められなかった（図 2）[31]．
これまで臨床研究および基礎研究の両面で，抗
VEGF 療法は滲出型 AMD における線維瘢痕形成
を抑制しないことが報告されているが[32]~[35]，病態
早期に抗 VEGF 療法を施行することで線維性瘢
痕形成を部分的には抑制できる可能性が示され
た．滲出型 AMD の線維性瘢痕形成に transform-
ing growth factor-β, platelet-derived growth
factor, connective tissue growth factor, epider-
mal growth factor および fibroblast growth fac-
tor 等，VEGF 以外の多数の因子が関与すること
が報告されており[27][36]~[38]，bevacizumab の効果が
限定的であったのは既報と矛盾しない．今回の結
果から，抗 VEGF 療法の早期介入は，浮腫による
網膜障害を抑制するだけでなく，線維瘢痕形成に
対して部分的に抑制作用を有することが示唆され
た．これらの結果が，滲出型 AMD の線維化病変
を含めた長期治療マネジメントにおいて，より適
切な抗 VEGF 薬の活用方法の構築に繋がること
を期待したい．

文　献

1) Jager RD, Mieler WF, Miller JW：Age-related
macular degeneration. N Engl J Med, **358**：2606-
2617, 2008.
2) Urata CN, Mazzoli LS, Kasahara N：A Compara-
tive Analysis of the Fear of Falling Between
Glaucoma and Age-Related Macular Degenera-
tion Patients From a Developing Country.
Transl Vis Sci Technol, **7**：17, 2018.
3) Colijn JM, Buitendijk GHS, Prokofyeva E, et al：
Prevalence of Age-Related Macular Degenera-
tion in Europe：The Past and the Future. Oph-
thalmology, **124**：1753-1763, 2017.
4) Yasuda M, Kiyohara Y, Hata Y, et al：Nine-year
incidence and risk factors for age-related macu-
lar degeneration in a defined Japanese popula-
tion the Hisayama study. Ophthalmology, **116**：
2135-2140, 2009.
5) Ferris FL 3rd, Fine SL, Hyman L：Age-related
macular degeneration and blindness due to neo-
vascular maculopathy. Arch Ophthalmol, **102**：
1640-1642, 1984.
6) Gass JM：Biomicroscopic and histopathologic
considerations regarding the feasibility of surgi-
cal excision of subfoveal neovascular mem-
branes. Am J Ophthalmol, **118**：258-298, 1994.
7) Campochiaro PA：Retinal and choroidal neovas-
cularization. J Cell Physiol, **184**：301-310, 2000.
8) Nguyen QD, Das A, Do DV, et al：Broluci-
zumab：Evolution through Preclinical and Clini-
cal Studies and the Implications for the Manage-
ment of Neovascular Age-Related Macular
Degeneration. Ophthalmology, **127**：963-976,
2020.
9) Baumal CR, Bodaghi B, Singer M, et al：Expert
Opinion on Management of Intraocular Inflam-
mation, Retinal Vasculitis, and Vascular Occlu-
sion after Brolucizumab Treatment. Ophthalmol
Retina, **5**：519-527, 2021.
10) Maisonpierre PC, Suri C, Jones PF, et al：Angio-
poietin-2, a natural antagonist for Tie2 that dis-
rupts in vivo angiogenesis. Science, **277**：55-60,
1997.
11) Suri C, Jones PF, Patan S, et al：Requisite role of
angiopoietin-1, a ligand for the TIE2 receptor,
during embryonic angiogenesis. Cell, **87**：1171-
1180, 1996.
12) Augustin HG, Koh GY, Thurston G, et al：Con-
trol of vascular morphogenesis and homeostasis
through the angiopoietin-Tie system. Nat Rev
Mol Cell Biol, **10**：165-177, 2009.
13) Hera R, Keramidas M, Peoc'h M, et al：Expres-
sion of VEGF and angiopoietins in subfoveal
membranes from patients with age-related
macular degeneration. Am J Ophthalmol, **139**：
589-596, 2005.
14) RefNew phase Ⅲ data show Roche's faricimab is

the first investigational injectable eye medicine to extend time between treatments up to four months in two leading causes of vision loss, potentially reducing treatment burden for patients；February 12, 2021.
https://www.roche.com/media/releases/med-cor-2021-02-12.htm. Accessed March 30, 2021.

15）Ristimäki A, Narko K, Enholm B, et al：Proinflammatory cytokines regulate expression of the lymphatic endothelial mitogen vascular endothelial growth factor-C. J Biol Chem, **273**：8413-8418, 1998.

16）Karkkainen MJ, Petrova TV：Vascular endothelial growth factor receptors in the regulation of angiogenesis and lymphangiogenesis. Oncogene, **19**：5598-5605, 2000.

17）Niki T, Iba S, Tokunou M, et al：Expression of vascular endothelial growth factors A, B, C, and D and their relationships to lymph node status in lung adenocarcinoma. Clin Cancer Res, **6**：2431-2439, 2000.

18）Joukov V, Pajusola K, Kaipainen A, et al：A novel vascular endothelial growth factor, VEGF-C, is a ligand for the Flt4（VEGFR-3）and KDR（VEGFR-2）receptor tyrosine kinases. EMBO J, **15**：290-298, 1996.

19）Cabral T, Lima LH, Mello LGM, et al：Bevacizumab Injection in Patients with Neovascular Age-Related Macular Degeneration Increases Angiogenic Biomarkers. Ophthalmol Retina, **2**：31-37, 2018.

20）Opthea meets primary endpoint in Phase 2b Study of OPT-302 in Wet AMD［press release］；2019.43

21）Hussain RM, Ciulla TA：Emerging vascular endothelial growth factor antagonists to treat neovascular age-related macular degeneration. Expert Opin Emerg Drugs, **22**：235-246, 2017.

22）REGENXBIO announces update on RGX-314 and pivotal program for the treatment of wet AMD and new gene therapy program for the treatment of duchenne muscular dystrophy；2021［Updated January 5, 2021］.
https://www.prnewswire.com/news-releases/regenxbio-announces-update-on-rgx-314-and-pivotal-program-forthe-treatment-of-wet-amd-and-new-gene-therapy-program-for-thetreatment-of-

duchenne-muscular-dystrophy-301201378.html.

23）Advancing novel gene therapies.
https://adverum.com/pipeline/#section-03. Accessed March 4, 2021.

24）Kodiak announces 1-year durability, efficacy and safety data from ongoing phase 1b Study of KSI-301 in patients with wet AMD, DME and RVO at angiogenesis；2021.
https://kodiak.com/press-releases/kodiakannounces-1-year-durability-efficacy-and-safety-data-from-ongoing-phase-1b-study-of-ksi-301-in-patients-with-wet-amd-dme-and-rvo-at-angiogenesis-2021/. Accessed March 5, 2021.

25）Delaney-Gesing A：Graybug Vision releases preliminary topline results of Phase 2b ALTISSIMO trial. Ophthalmology Times, 2021.
https://www.ophthalmologytimes.com/view/graybug-vision-releases-preliminary-topline-results-of-phase-2b-altissimo-trial. Accessed March 15, 2021.

26）Chaney P：PAN-90806：once-daily topical anti-VEGF eye drop for wet AMD and other neovascular eye disease. Paper presented at：Ophthalmology Innovation Summit, San Francisco, 2019.

27）Friedlander M：Fibrosis and diseases of the eye. J Clin Invest, **117**：576-586, 2007.

28）Brown DM, Kaiser PK, Michels M, et al：Ranibizumab versus verteporfin for neovascular age-related macular degeneration. N Engl J Med, **355**：1432-1444, 2006.

29）Bhisitkul RB, Desai SJ, Boyer DS, et al：Fellow Eye Comparisons for 7-Year Outcomes in Ranibizumab-Treated AMD Subjects from ANCHOR, MARINA, and HORIZON（SEVEN-UP Study）. Ophthalmology, **123**：1269-1277, 2016.

30）Rofagha S, Bhisitkul RB, Boyer DS, et al：Seven-year outcomes in ranibizumab-treated patients in ANCHOR, MARINA, and HORIZON：a multicenter cohort study（SEVEN-UP）. Ophthalmology, **120**：2292-2299, 2013.

31）Inagaki S, Shimazawa M, Hamaguchi K, et al：Anti-vascular Endothelial Growth Factor Antibody Limits the Vascular Leakage and Decreases Subretinal Fibrosis in a Cynomolgus Monkey Choroidal Neovascularization Model. Curr Neuro Res, **17**：420-428, 2020.

Summary カニクイザル CNV モデルを用いて抗 VEGF 薬が線維化を抑制することを示唆した文献.

32) Hwang JC, Del Priore LV, Freund KB, et al：Development of subretinal fibrosis after anti-VEGF treatment in neovascular age-related macular degeneration. Ophthalmic Surg Lasers Imaging, **42**：6-11, 2011.

33) Cohen SY, Oubraham H, Uzzan J, et al：Causes of unsuccessful ranibizumab treatment in exudative age-related macular degeneration in clinical settings. Retina, **32**：1480-1485, 2012.

34) Barikian A, Mahfoud Z, Abdulaal M, et al：Induction with intravitreal bevacizumab every two weeks in the management of neovascular age-related macular degeneration. Am J Ophthalmol, **159**：131-137, 2015.

35) Matsuda Y, Nonaka Y, Futakawa S, et al：Anti-Angiogenic and Anti-Scarring Dual Action of an Anti-Fibroblast Growth Factor 2 Aptamer in Animal Models of Retinal Disease. Mol Ther Nucleic Acids, **17**：819-828, 2019.

36) Ishikawa K, Kannan R, Hinton DR：Molecular mechanisms of subretinal fibrosis in age-related macular degeneration. Exp Eye Res, **142**：19-25, 2016.

37) Little K, Ma JH, Yang N, et al：Myofibroblasts in macular fibrosis secondary to neovascular age-related macular degeneration- the potential sources and molecular cues for their recruitment and activation. EBioMedicine, **38**：283-291, 2018.

38) Wynn TA：Common and unique mechanisms regulate fibrosis in various fibroproliferative diseases. J Clin Invest, **117**：524-529, 2007.

MB OCULI. No. 107 : 53－58, 2022

特集／眼科医のための薬理学のイロハ

TNFα 阻害薬

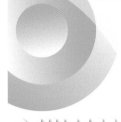

園田康平*

Key Words : サイトカイン(cytokine), TNFα 阻害薬(TNFα inhibitor), 生物学的製剤(biological drugs), インフリキシマブ(infliximab), アダリムマブ(adalimumab)

Abstract : 眼科で使われる TNFα 阻害薬はインフリキシマブとアダリムマブである. インフリキシマブは 2007 年にベーチェット病による難治性網膜ぶどう膜炎に対して, アダリムマブは 2016 年に非感染性ぶどう膜炎の治療薬として認可された. インフリキシマブはベーチェット病ぶどう膜炎に対して絶大な効果が報告され, ベーチェット病治療が一変した. 一方, アダリムマブは「ベーチェット病以外のぶどう膜炎」にも使用できるため, ステロイド一辺倒であったぶどう膜炎治療が大きく変化した. しかし, 単独で治療する強力な抗炎症薬ではなく, 「ステロイドと併用することで炎症を抑え, 長期でステロイドを減量・中止できる」ことが大きなメリットである. TNFα 阻害薬の使用に関しては, 投与開始前に結核や肝炎等の感染症, 悪性腫瘍の有無を十分に検索する. 眼科単独ではなく必ず内科医との緊密な連絡のうえに投与されるべきである.

TNFα 阻害薬とは

　TNFα(tumor necrosis factor α：腫瘍壊死因子α)はもともと腫瘍細胞の壊死を誘導する因子として発見されたが, 後に炎症の場で中心的に働くサイトカインであることが解明された. リンパ球・マクロファージ・好中球等, ほとんどすべての免疫細胞がTNFα に反応する. また免疫細胞以外の上皮細胞や間葉系細胞等も TNFα に反応する. つまり「炎症がかかわるさまざまな生体反応で中心的に関与する」サイトカインであるため, 免疫疾患(膠原病, 自己免疫疾患, 自己炎症疾患等)に対して, TNFα をターゲットに創薬を行うことは戦略としてリーズナブルであったといえる.

　「分子標的薬」が次世代治療薬として出現し, 今やなくてはならないものとなっている. 全身投与

された薬剤は, 病的細胞・組織のみならず, 正常細胞にまで影響を及ぼす. 病的細胞の活性を抑えるために, その細胞全体の機能を抑制・死滅させるのが従来の治療薬だとすれば, 程度の差こそあれ正常細胞にとっては有害物質となる. 自己免疫疾患に対するステロイド薬・免疫抑制剤, 悪性腫瘍に対する代謝拮抗薬等がその良い例である. ステロイド薬や免疫抑制剤は宿主全体の免疫機能を低下させ, たとえば自己免疫疾患のコントロールはできても, 感染症をはじめとする重篤な副作用を誘発する. すべての細胞機能を抑制するのではなく, 病的細胞にみられる病態にかかわる特定の分子機能だけを抑制できれば, (完全ではないにせよ)効果的かつ副作用の少ない創薬につながる. 近年の分子生物学の発展は, 特定蛋白・ペプチドの大量合成・精製を可能にした. 同時に病態にかかわる特異的な液性因子, 細胞表面蛋白等の情報が蓄積されてきた. これらが相まって分子標的薬

＊ Kohei SONODA, 〒812-8582　福岡市東区馬出 3-1-1　九州大学医学研究院眼科学, 教授

表 1. 眼科で使われる TNFα 阻害薬

	インフリキシマブ （レミケード®）	アダリムマブ （ヒューミラ®）
構　造	キメラ型抗 TNFα 抗体	完全ヒト型 TNFα 抗体
用　法 用　量	静脈注射(0, 2, 6, 以後 8 週) 5 mg/kg	皮下注射(1 回/2 週) 1 回 40 mg
副作用	注射時反応	非ヒト成分含まず少ない

の誕生につながった.

「分子標的薬」は現時点で大きく 2 つのカテゴリーに分類される. 第 1 は中和抗体のモチーフを応用した「生物学的製剤」で, 抗体そのものであったり, 抗体の一部分であったりする. 第 2 は標的蛋白とレセプターとの結合を阻害する「低分子化合物製剤」で, これはアプタマー等の低分子ペプチドであり, レセプターと標的蛋白の結合部位をピンポイントで阻害するため, 病因蛋白とレセプターの結合部位が既知の疾患に対しては有効な製剤である. 生物学的製剤を作成するとき, 必ず異種動物でヒト標的分子を感作する必要がある. ヒト病因分子をヒトに感作しても, そもそも抗体が存在するため新たに生じる抗体量はごくわずかであるためである. 実際はマウスやラットで感作した抗体を大量増幅して薬として使用する. こうして作成された生物製剤はヒトにとっては異種蛋白であり, 投与時にアレルギー反応を誘導しやすく, またヒト体内で「異種抗体に対する抗体」が作られ薬効が消失しやすい欠点があり, そのまま製剤としては使用できない. そこでマウスで作られた抗体を「ヒト化」することが求められる. 抗体には Fab と Fc という 2 つのフラグメントがある. Fab に標的分子を認識する部位があり薬効に重要だが, Fab 部を残して Fc 部をヒト抗体に置き換えたものが「キメラ抗体」である(語尾が～キシマブ). さらに Fab 部で抗原認識に特に重要な「相補

性決定領域」と呼ばれる部分のみマウス由来で, 他のフレームワーク領域までヒトの構造に置き換えた「ヒト型抗体」(語尾が～ズマブ)や, ヒト抗体遺伝子を導入したトランスジェニックマウスから作成した「完全ヒト型抗体」(語尾が～ムマブ)も作られている.

TNFα 阻害薬は分子標的治療の草分け的な存在である. 本邦で使用できる TNFα 阻害薬には, エタネルセプト, インフリキシマブ, アダリムマブ, セルトリズマブペゴル, ゴリムマブの大きく 5 種類がある. 眼科で使われる TNFα 阻害薬では, キメラ抗体はインフリキシマブ, 完全ヒト型抗体はアダリムマブである(表 1). インフリキシマブは 2007 年にベーチェット病による難治性網膜ぶどう膜炎に対して, アダリムマブは 2016 年に非感染性ぶどう膜炎の治療薬として認可された.

インフリキシマブ

眼科における適応は, 「既存の治療法に抵抗性を示す, あるいは全身の副作用のため免疫抑制薬の使用が困難なベーチェット病難治性網膜ぶどう膜炎」である. 以前から活動期ベーチェット病患者の血液中で TNFα 濃度が上昇することが知られていた. またベーチェット病患者の末梢単核球を刺激すると, 健常人と比較して有意に TNFα を産生する. インフリキシマブはマウスとヒトとのキメラ抗体であり, 強い抗 TNFα 作用を有し, す

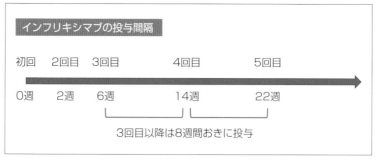

図 1. インフリキシマブの投与間隔

でにリウマチやクローン病等の治療に使われていた．血液中の可溶型 TNFα を中和するのと同時に，膜型 TNFα を表出する TNFα 産生細胞も破壊しうるのが主な作用機序である．そこで眼ベーチェット病患者に対して，本邦でインフリキシマブの多施設治験が行われ，その結果を受けて 2007 年に世界に先駆けて適応認可された．以来各施設で発作を頻回に繰り返す難治性の眼ベーチェット病患者に順次導入され，市販後全例調査も行われた[1]．それによると概ね眼発作の頻度は激減し，著効しているといえる．

インフリキシマブは，初回投与から 2 週間後，6 週間後，以後は 8 週間ごとに点滴静注する（図1）．本邦におけるベーチェット病による難治性ぶどう膜炎 50 例に対する結果では，インフリキシマブの治療前後の平均眼発作回数が 2.66 回（治療前 6 か月）から，0.44 回（治療開始後 6 か月），0.79 回（治療開始後 7～12 か月）と著明に減少することが示された[2]．いまにも失明しそうなベーチェット病患者にとって，大きな福音をもたらした．

インフリキシマブは現時点でベーチェット病ぶどう膜炎治療の第一選択ではない．ベーチェット病ぶどう膜炎と診断したら，まずはコルヒチン，シクロスポリンといった従来通りの治療を行うべきである．従来の治療だけでコントロールできる症例が半数以上は存在するからである．実際の臨床でインフリキシマブ導入を考える状況は，①コルヒチン，シクロスポリン等の既存薬剤を用いて眼発作を抑制できない症例，②高血圧や腎機能障害等の全身副作用でコルヒチン，シクロスポリンの継続投与が困難な症例，③重篤な視機能障害が

あり失明の危険性が高い症例等である．今後症例数が増え安全性がより確立されるようなら，インフリキシマブの「トップダウン療法」が検討される可能性がある．また，現時点ではインフリキシマブは緩解期に発作予防の目的で使用される．しかし急性発作期の迅速な消炎にも効果を発揮するとも考えられ，急性期発作に対する使用法も確立されてくると思われる．

インフリキシマブの保険適用から 15 年が経過し，長期成績が報告されている．ベーチェット病ぶどう膜炎に対して絶大な効果が報告される一方で，導入初期の効果が長期使用に伴い減弱する「二次無効」の問題も指摘されている．二次無効の機序は，製剤に対する抗体形成等さまざまである．リウマチにおけるインフリキシマブ治療では，製剤効果を減弱させる「抗インフリキシマブ抗体」形成抑制のため，導入時からメトトレキサートの併用が義務づけられている．ベーチェット病では既存免疫抑制剤の併用義務はないが，今後併用の是非が検討される可能性がある．このように長期投与による無効例も散見されるものの，多くの患者がぶどう膜炎の再発や副作用なく長期投与が可能であることは特筆すべき事実である[3)4)]．しかし高額な薬剤でもあり，今後インフリキシマブ中止基準の策定のための前向き試験の実施など，安全な中止プロトコールも検討が必要である[5]．一方，無効例に対しては，リウマチや他の膠原病分野で行われているように，他のサイトカインや細胞表面分子をターゲットにした製剤との組み合わせや，薬剤スイッチを含めた臨床プロトコール作りが今後の重要な課題である．

アダリムマブ

眼科における適応は，「既存治療で効果不十分な非感染性の中間部，後部または汎ぶどう膜炎」であり，2016年9月に保険適用となった．2週間ごとに皮下注射で投与する薬剤である．アダリムマブはヒト型抗体であるがゆえに，キメラ抗体のインフリキシマブよりもアナフィラキシー等の全身的な副作用は少ないとされている．過去の治療において，既存治療薬（ベーチェット病ぶどう膜炎ではコルヒチン，シクロスポリン等，その他の非感染性ぶどう膜炎では経口ステロイド薬等）による適切な治療を行っても効果不十分な場合に投与する．前眼部ぶどう膜炎のみでは適応にならない．

アダリムマブの眼科領域での意義は，①インフリキシマブはベーチェット病のみの適応だが，アダリムマブは「ベーチェット病以外のぶどう膜炎」にも使用できるため，ステロイド一辺倒であったぶどう膜炎治療が大きく変化したこと，②インフリキシマブは点滴製剤で通院が必要だが，アダリムマブは自己注射できるために投与のための通院が不要であることが挙げられる．

アダリムマブは周到にデザインされた3つのグローバル治験（VISUAL I, II, III）を経て保険適用された[6)~8)]．前2つの治験は，最初に全身ステロイド薬治療との同時投与を行いつつ，ステロイドを強制的に漸減した場合の眼炎症再発率を評価している．再発までの期間が偽薬に比べて伸びたことが主な結果である[6)7)]．有望な結果であるが，見方を変えれば，①アダリムマブ単独で最初から難治性ぶどう膜炎を治療することはできず，②再発期間は延びたとはいえ「ステロイドを中止すると再発する」ので，炎症抑制効果はステロイドに及ばないことになる．重要なのはVISUAL I, II のフォローアップ治験として行われたVISUAL III である．この治験では，VISUAL I, II で「偽薬」を投与された患者も全例アダリムマブ投与に切り替え，ステロイド投与は医師の裁量に任せたうえ

で，長期でステロイド投与量を観察したものである．結果はステロイドと長期併用することで，ほとんどの症例でステロイド投与量を減量・中止できることを示した[8)]．よってアダリムマブは，単独でぶどう膜炎を治療する強力な抗炎症薬ではなく，「ステロイドと併用することで炎症を抑え，長期でステロイドを減量・中止できる」ことが大きなメリットということになる．本剤はステロイド内服と比べて全身的な副作用が少なく，長期間使用しやすいのが最大の利点である．あくまでも抗炎症治療の主役はステロイドで，それを助ける名脇役と考えると良い．

実際の臨床でアダリムマブ導入を考える状況は，①ステロイド内服治療中にぶどう膜炎が再発した症例，②一旦ステロイド内服が効いたが，減量すると再発するためにステロイドを離脱できない症例である．このような症例に対して，まずステロイド内服を増量し，眼炎症の十分な消炎をはかったうえでアダリムマブを併用し，長い目でステロイドを漸減していく．アダリムマブが患者に恩恵をもたらすのは，それが適切に使用された場合であることを肝に銘じておきたい．

TNFα阻害薬の使用にあたっての注意点

上述したように，難治性ぶどう膜炎においてTNFα阻害薬の効果が期待できる一方で，特殊な副作用（感染症，投与時反応）等に注意する必要がある．TNFα阻害薬の使用に関しては，投与開始前に結核や肝炎等の感染症，悪性腫瘍の有無を十分に検索する．眼科単独ではなく必ず内科医との緊密な連絡のうえに投与されるべきである．日本眼炎症学会より「非感染性ぶどう膜炎に対するTNF阻害薬使用指針および安全対策マニュアル（2019年版）」が公表されている[9)]．医師基準と施設基準の両方を満たしていることが条件となる（表2）．

TNFα阻害薬の副作用には，投与時反応，発熱，発疹，肝障害，鼻咽頭炎等に加え，重篤な感染症（結核・真菌感染症，肺炎，敗血症，B型肝炎），重篤な投与時反応（アナフィラキシー様症

状，ショック）には特に注意を要する．TNFα阻
害薬の投与禁忌は，活動性結核を含む感染症（非
定型的抗酸菌感染症，B型肝炎ウイルス感染症
等），うっ血性心不全，悪性腫瘍，脱髄疾患を有す
る患者とされている．投与前のリスクスクリーニ
ングが極めて重要である．まず感染リスクのスク
リーニングとして，末梢血液・生化学検査，結核
感染の有無を胸部X線，ツベルクリン皮内テス
ト，胸部CTを施行して確認する．ツベルクリン
テストが強陽性ならばクォンティフェロンまたは
Tスポット® TB検査を施行し，陳旧性病変や結
核患者との接触が疑われる場合はインフリキシマ
ブ開始3週間前から開始後9か月目までイソニア
ジドの内服投与を行う．B型・C型肝炎ウイルス，
HTLV-1，HIV感染の有無，肺疾患の既往，ステ
ロイド薬使用歴の有無も確認する．B型肝炎に関
しては，HBs抗原陽性の場合はもちろん肝疾患を
専門とする内科医への相談が必要であるが，HB
抗原陰性であってもHBs抗体あるいはHBc抗体
陽性例（既感染者）に対しては定期的なHBV-
DNAの測定が必要である．基礎疾患として，うっ
血性心不全・脱髄疾患・悪性腫瘍の有無，アレル
ギー歴，過去の生物学的製剤の使用歴を確認する
ことも重要である．九州大学病院では膠原病内科
の全面的な協力のもと，院内連携のプロトコール
を決めて（図2）業務にあたっている．

投与後の副作用モニタリングとして，定期的な
末梢血液検査（白血球，リンパ球），生化学検査
（CRP等）に加え，結核・ニューモシスチス肺炎の

発症（胸部X線・CT，血清β-Dグルカン），B型
肝炎ウイルス既感染の再活性化（HBV-DNA）等
を定期的に行う．投与時反応対策は，投与中と投
与後2時間の注意深い観察（点滴中のバイタル
チェック，声かけ等）が大切である．アナフィラキ
シー様症状に迅速に対応するための輸液や救急薬
剤を準備しておく．過去に投与歴のある症例では
重篤な投与時反応が生じることがあるので注意す
る．インフリキシマブの場合，じんま疹・微熱・
頭痛等，軽度の投与時反応が生じた場合には点滴
速度を遅くして経過を注意深く観察する．場合に
よっては点滴を中止し，アセトアミノフェンや抗
ヒスタミン剤を投与する．症状が改善されなければ
ステロイド薬等の静脈注射が必要になる場合がある．

表 2. 医師基準と施設基準

医師基準
・日本眼科学会の定める専門医の資格を有し，かつ日本眼炎症学会の会員であること．ぶどう膜炎の診療に十分な経験のある眼科医であること． ・日本眼炎症学会の定めるeラーニングで講習を修了したもの．

施設基準
【施設要件：導入施設】 ・重篤な副作用の発現等に対する定期的な検査や，投与時に急速に発症する可能性のある副作用に迅速に対応できること ・呼吸器疾患，感染症疾患について対応が十分可能であること ・TNF阻害薬の使用に精通した内科医との連携ができること 【施設要件：維持療法施設】 ・日常診療において，導入施設との連携が的確に行われていること ・緊急時には導入施設と連携し，迅速な対応が可能であること ・維持療法施設での治療開始後も，導入施設において定期的な経過観察を並行して実施可能であること

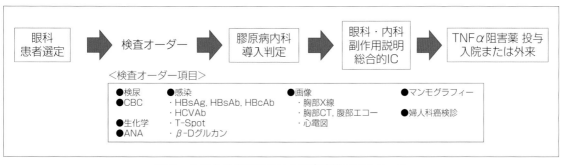

図 2. 九州大学病院における院内連携プロトコール

終わりに

　現在日本で使用できる2つのTNFα阻害薬について，医師基準と施設基準を確認したうえで，特性をよく理解して使用してほしい．ベーチェット病にはレミケードとアダリムマブがともに使用できる．その他のぶどう膜炎には，ステロイド全身投与と併用することを前提にアダリムマブを併用する．いずれも特に感染症には気を配る必要がある．高価な薬剤であるので，指定難病申請ができる疾患はきちんと申請したうえで使用することも大切である．そのために各難病疾患の診断基準を整理しておきたい．

文　献

1）ベーチェット病による難治性網膜ぶどう膜炎の全例調査．
https://www.pmda.go.jp/drugs_reexam/2018/
P20181005001/400315000_21400AMY00013_A100_1.
pdf
2）Okada AA, Goto H, Ohno S, et al：Multicenter study of infliximab for refractory uveoretinitis in Behçet disease. Arch Ophthalmol, **130**：592-598, 2012.
3）Takeuchi M, Kezuka T, Sugita S, et al：Evaluation of the long-term efficacy and safety of infliximab treatment for uveitis in Behçet's disease：a multicenter study. Ophthalmology, **121**：1877-1884, 2014.
4）Ueda S, Akahoshi M, Takeda A, et al：Long-term efficacy of infliximab treatment and the predictors of treatment outcomes in patients with refractory uveitis associated with Behçet's disease. Eur J Rheumatol, **5**：9-15, 2018.
　Summary　ベーチェット眼症に対するインフリキシマブ導入をした国内164症例の成績．
5）Keino H, Watanabe T, Nakayama M, et al：Long-term efficacy of early infliximab-induced remission for refractory uveoretinitis associated with Behçet's disease. Br J Ophthalmol, Online ahead of print, 2020.
6）Jaffe GJ, Dick AD, Brézin AP, et al：Adalimumab in Patients with Active Noninfectious Uveitis. N Engl J Med, **375**：932-943, 2016.
7）Nguyen QD, Merrill PT, Jaffe GJ, et al：Adalimumab for prevention of uveitic flare in patients with inactive non-infectious uveitis controlled by corticosteroids(VISUAL II)：a multicentre, double-masked, randomised, placebo-controlled phase 3 trial. Lancet, **388**(10050)：1183-1192, 2016.
8）Suhler EB, Adán A, Brézin AP, et al：Safety and Efficacy of Adalimumab in Patients with Noninfectious Uveitis in an Ongoing Open-Label Study：VISUAL III. Ophthalmology, **125**：1075-1087, 2018.
　Summary　難治性ぶどう膜炎に対してアダリムマブを長期併用することで，ステロイド投与量を減量できたという論文．
9）日本眼炎症学会ホームページ．
http://jois.umin.jp/TNF.pdf
　Summary　非感染性ぶどう膜炎に対するTNF阻害薬使用指針および安全対策マニュアル．

MB OCULI. No. 107：59－64, 2022

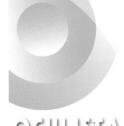

特集／眼科医のための薬理学のイロハ

眼表面疾患の眼薬理

OCULISTA

奥村直毅*

Key Words： 点眼薬(eye drop)，absorption, distribution, metabolism and excretion：ADME，chemistry, manufacturing and control：CMC，バイオアベイラビリティ(bioavailability)，自家調整薬(hospital-prepared eye drop)

Abstract：点眼薬の薬物動態を知るために，absorption(吸収)，distribution(分布)，metabolism(代謝)，excretion(排泄)の4つのプロセス(ADME)について知っておきたい．点眼薬のバイオアベイラビリティは5%未満であるが，効果を最大かつ副作用を最小にするためにバイオアベイラビリティを向上させる取り組みが活発に行われている．実際に，点眼薬の粘度上昇，薬剤の透過性促進，プロドラッグ等は市販薬に応用されている技術である．また，医薬品の研究開発は chemistry, manufacturing and control(CMC)と呼ばれる概念により，医薬品の原薬(有効成分)の製造法，製剤(実際の医薬品)の開発，そして原薬および製剤の品質管理を連携しながら行われている．少し耳慣れない言葉が続くかも知れないが，眼薬理を理解するために眼科医師が知っておきたい点眼薬のことについて紹介する．

はじめに

眼科領域の治療薬の約90%が点眼薬であるとされる．特に前眼部の疾患では患部もしくは患部の近くに直接薬剤を点眼薬として投与することが可能である．他の全身薬と比べて，ターゲットとなる組織への薬剤の移行性や，全身への副作用軽減の点から有利である印象を持たれる方が多いのではないだろうか．もちろんそのような点眼という投与方法に起因するメリットもあるだろうが，点眼薬は単純に原薬を生理的食塩水等に溶解させたというものでなく，薬剤濃度，pH，浸透圧，粘性，防腐性等を考慮して非常に高度に設計されている．

眼科医であれば日常的に処方する点眼薬であるが，意外にも点眼薬がどのようなコンセプトで設計されているのかについて知られていないことも多いのではないだろうか．本稿では，点眼薬の薬理について製剤設計の視点を交えて紹介したい．点眼薬をさらに有効かつ安全なものにするために，何が問題でどのような取り組みがなされているのかについて合わせて紹介する．

ADME とは？

点眼薬には1日1回の点眼薬もあれば4回の点眼薬も存在する．同じ液状の目薬であるのにもかかわらず，この差はどこから生まれてくるのか．まさか重要ではない点眼薬の回数は少なく，重要なものは多いと考える医師は皆無であろう．

点眼薬は点眼されて，眼球のターゲットとなる組織に到達する．ターゲット組織に到達した薬剤も，またターゲット組織には到達しなかった薬剤も最終的には血液中に吸収され，代謝を受けて，体外に排出される．薬が投与されたときにはすべ

* Naoki OKUMURA，〒610-0394 京田辺市多々羅都谷1-3 同志社大学生命医科学部医工学科，教授

ての薬で，「吸収」，「分布」，「代謝」，「排泄」という過程を経る．点眼薬の場合は，内服薬や注射薬と異なり，血中への吸収の後にターゲット組織に分布するのではなく，点眼直後に組織に分布するという違いがあるが基本的な考え方は全身薬と同じである．これら4つの過程は英語で absorption（吸収），distribution（分布），metabolism（代謝），excretion（排泄）と表される．これら4つの頭文字をとって ADME（アドメ）と表現される．冒頭の点眼薬の回数の話に戻ると，眼球の必要な組織に，有効かつ毒性のない濃度で分布して，薬剤の効果を発揮できるように設計されている．また，代謝や排泄のスピードも考慮され，全身的な副作用が生じないように配慮されている．「目薬をさす」という患者にとって抵抗の少ない行為ではあるが，点眼薬を処方する医師の立場としては，市販されている点眼薬は ADME が高度に検討されており，そのような薬剤の投与であるということを意識しておきたい．例えば，点眼薬を薬事承認で定められた回数以上に増やすことは，効果という点でも疑問であり，安全性という点からも基本的には行うべきではないといえる．

バイオアベイラビリティ

バイオアベイラビリティ（bioavailability，生物学的利用能）とは，服用した薬物が活性を有して薬剤として作用する量として，循環血中に移行する割合のことである．本稿では点眼薬のバイオアベイラビリティとして，点眼した薬剤がターゲットとなる眼組織（角膜，結膜，前房）等に移行する割合のことを指して論じる．直接患部あるいは患部近くに高濃度の薬剤を点眼できる点眼薬のバイオアベイラビリティは高そうにも思われるが，実際は5％未満である．

理想的な点眼薬の動態は，治療対象となる眼組織にロスなく点眼薬の有効成分が到達し，長時間有効濃度を保てるというものである．このとき，ターゲットの組織以外に到達した薬剤は，ターゲット以外の眼の組織のみならず，全身に移行し

て場合によっては副作用を生じる可能性がある．そのため，多くの研究者がバイオアベイラビリティに影響する因子を研究してきた．また，バイオアベイラビリティを高め薬剤の効果を上げ，副作用を最小限に抑えるための技術の開発が行われてきた[1)2)]．本稿のテーマは眼表面疾患であり，角膜，結膜，強膜における病変が主たる対象であるが，すべての眼疾患を対象にした点眼薬にあてはまる考え方である．

バイオアベイラビリティを低下させる原因

結膜嚢の容積，涙液の排出，反射性流涙，涙液層，角膜のバリア等，多くの要因がバイオアベイラビリティを低下させる．点眼薬の1滴は約50μlであるのに対して涙液の体積は7μl程度である．したがって点眼した薬剤の大半が鼻涙管を通じて排出され，全身の循環に入ることになる．また薬剤の種類，添加剤，pH 等の影響で反射性の涙液分泌が生じることがある．反射性涙液分泌は点眼薬を洗い流してしまうことになりバイオアベイラビリティが低下する．実際に，ヒトの正常な涙の入れ替わりは16％/分とされるが[3)]，点眼薬により最大80％/分まで増加する．

涙液は眼球の表面を覆っている水分という単純なものではなく，空気と眼球のインターフェースとなる光学的にスムースな面の構成，眼表面の保護，角膜上皮への酸素や成長因子の補給，抗菌作用，眼球と眼瞼結膜との潤滑，眼表面の異物除去等，多くの重要な役割を担っている．涙液層はこれらの役割を果たすために，最表層の油層，水分や分泌型ムチンからなる液層，膜型ムチンからなるムチン層を基本として，さまざまなタンパク質等を含む構造である．このように複雑な成分と構造からなる涙液層は，点眼薬の動態に大きく影響する．たとえば，さまざまな眼疾患で，涙液中のアルブミン濃度が正常眼と比べて高くなる[4)]．高濃度のアルブミンは点眼された薬物と結合し，アルブミンと結合した薬物は組織に取り込まれないため，薬物の眼組織への吸収を低下させる[5)]．

さらに，角膜のバリア機能も，点眼薬の眼球のさまざまな組織への到達を妨げる[6]．そもそも角膜はレンズとして働くために透明な組織である必要があるため無血管の組織である．無血管であるということは，血管のある組織と比べて病原体等に対しての防御力が弱くなってしまう．そこで，角膜はバリア機能を高めて病原体に対抗しているが，この高いバリア機能が点眼薬の眼内への移行を妨げる原因となる．

バイオアベイラビリティを高めるための戦略

点眼薬の粘度を高めること，薬剤の透過性を高めること，プロドラッグ，粘膜への接着性を制御すること，血管収縮剤の併用，涙点閉鎖，ナノキャリア等の取り組みがこれまでになされている（表1）．すでに市販されている点眼薬に応用されている技術も，まだ研究段階であるものもあるが次に紹介する．

1．粘稠化剤

点眼薬は点眼後に結膜嚢において2～3分持続する[7]．粘稠化剤は，結膜嚢から薬剤が排出されるのを遅くするために点眼薬に配合されている．涙液の粘度は $1.5\,mPa\cdot s$ であるが，点眼液の粘度を $10\,mPa\cdot s$ 以上にすることで点眼薬の結膜嚢への滞留性が高くなるとされる．実際の点眼薬は $15\sim30\,mPa\cdot s$ の範囲で調整されているようである．粘稠化剤としてポリマー，ポビドン，ポリビニルアルコール，セルロース，グリセリン等が，点眼薬に実際に添加されている．一方で，粘度の高い点眼薬による視界のぼやけ，異物感，点眼のしづらさ，1滴あたりの点眼液の量のコントロールの難しさ等が問題となりうる．

In situ hydrogel は温度，pH，イオン濃度等の刺激によりゲル化する技術である．点眼薬が点眼されて眼のなかに入った時点でゲル化することで結膜嚢での滞留時間を伸ばすことができる．例えば，チモプトール® XE点眼液は，多糖であるジェランガムを配合しており，水溶液中では粘性の低いゾルであるが，正電荷を持つイオンの存在下で

ゲル化する．また，リズモン®TG点眼液は温度応答性ポリマーであるメチルセルロースを配合している．メチルセルロースは水分子と水素結合することで溶解してゾル状態となる．温度が上昇すると水素結合が不安定となり，脱水和が生じてメチルセルロースが収縮してゲル状態となる．チモプトール® XE点眼液およびリズモン® TG点眼液ともに従来は1日2回であった点眼回数を1日1回にすることに成功している．眼表面疾患では抗生物質であるオフロキサシンにメチルセルロースを配合することで，オフロキサシンゲル化点眼液0.3%等が市販されている．

2．角膜透過性の増強剤

角膜はタイトジャンクションにより強いバリアを形成しているために，薬剤が角膜上皮を透過して角膜実質，内皮，前房中に入っていくことが妨げられている．そこで，シクロデキストリン，キレート剤，塩化ベンザルコニウム等が角膜透過性を向上させるために点眼薬に配合されている．キレート剤であるエチレンジアミン四酢酸（EDTA）は，カルシウムイオンと結合することで，カルシウムイオンが不可欠である角膜上皮細胞同士のタイトジャンクションを弱めることで角膜の透過性を向上させる[8]．また，塩化ベンザルコニウムは防腐剤の目的でも添加されているが，同時に角膜透過性を向上させる役割も果たしている．現在，市販されている点眼薬の70%以上に塩化ベンザルコニウムが配合されている[8]．

3．プロドラッグ

眼科用のプロドラッグは通常，親油性のエステルまたはジエステルであり，角膜のエステラーゼにより切断されることで活性を有する薬剤が角膜を透過するというものである．親油性であるため

にプロドラッグは，角膜の浸透性が高く，少ない量で効率的に，活性を有する薬剤を眼内にもたらすことができる．眼表面疾患ではネバナック®懸濁性点眼液0.1％，緑内障ではエイベリス®点眼液0.002％，トラバタンズ®点眼液0.004％等がプロドラッグを応用した点眼薬である．全身薬同様に，眼科用点眼製剤でもプロドラッグはすでに市販薬に応用されている技術である．

4．粘膜への接着性を制御，血管収縮剤，涙点閉鎖

粘膜への接着性を高めるという方向性で天然ポリマーであるキトサン，ポリアスパラギン酸，ヒアルロン酸等が検討されている．また，血管収縮剤の併用により，結膜や鼻粘膜の豊富な毛細血管からの点眼薬の吸収を抑制させる試みがなされている．実際に，エピネフリン，フェニレフリン，ブリモニジン等の血管収縮剤の併用が研究されているが，点眼薬の全身への吸収を遅らせているだけであり，長期使用により血管収縮作用が弱まるという報告もある．

涙点プラグを使用することで涙点閉鎖させ，結膜嚢内に点眼薬を長く，高濃度で滞留させる効果が期待されてきた．しかしながら，チモロール[9]やプロスタグランジンアナログ[10]を用いた研究では，緑内障患者の眼圧下降効果が，涙点プラグ＋点眼群と点眼のみ群で差がなかったとされ，涙点プラグによる点眼薬のアベイラビリティ向上効果は懐疑的かと思われる．

5．ナノキャリア

粒子，ミセル，リボソーム，エマルジョン等のナノキャリアに薬剤を封入するという試みがなされてきた[11]．ナノキャリアは400 nm以下と小さいために角膜上皮のタイトジャンクションに妨げられずに眼内に移行することが期待されている．現在，複数のナノキャリア製剤の治験が行われているが，薬事承認されたナノキャリアの点眼製剤は調べた限りではないようである．

CMC（chemistry, manufacturing and control）

CMCとはchemistry, manufacturing and controlの略称であり，chemistryは化学，manufacturingは製造，そしてcontrolはそれらの管理を意味する．医薬品の原薬（有効成分）の製造法，製剤（実際の医薬品）の開発，そして原薬および製剤の品質管理を連携しながら医薬品の研究開発を行うという概念である．製薬企業では一般的に用いられる用語であるが，意外にも眼科医には聞き慣れない用語ではないかと思われる．しかしながら，製薬企業で医薬品を製造するときは，①有効性，②安全性，③品質を担保した製剤の設計が行われている．点眼薬の使用回数，使用期限，保存方法等はCMCの後に厳密に定められていることを知っておきたい．

おわりに

眼科領域，特に前眼部の感染症において本邦では自家調整薬が比較的一般的に使われてきたのではないかと推測される．例えば，真菌性角膜炎やアカントアメーバ角膜炎では点滴薬を自家調整して点眼薬として処方されることも多い．我々は以前，サイトメガロウイルス角膜内皮炎に対するガンシクロビル自家調整薬の安定性について検討したことがある[12]．サイトメガロウイルス角膜内皮炎に対する点眼薬は本邦では市販されておらず，点滴薬であるデノシン®点滴静注用500 mgを0.5％あるいは1.0％の点眼薬として自家調整されて治療に用いられている．ガンシクロビル自家調整薬は6週間にわたり透明であったが，8週間前後から白色の沈殿物が認められた．有効成分であるガンシクロビルの濃度は，4℃あるいは25℃で保存すると6週間にわたりほぼ100％に維持されたが，12週にかけ90％程度まで低下した．37℃で保存した場合には濃度低下がより早かった．また，pHは10以上と高く，保存期間中に徐々に低下する傾向であった（図1）．一方で，角膜内には

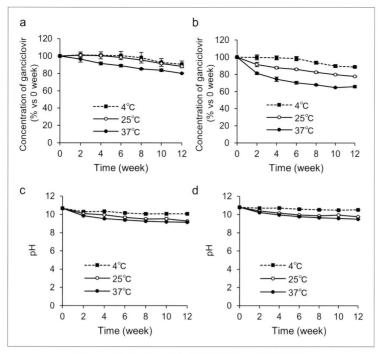

図 1. ガンシクロビル自家調整薬の安定性試験

a，b：デノシン® 点滴静注用 500 mg を 0.5%（a）あるいは 1.0%（b）として自家調整した点眼薬に含まれる有効成分の割合．有効成分であるガンシクロビルの濃度は，4℃あるいは 25℃で保存すると 6 週間にわたりほぼ 100%に維持されたが，12 週にかけ 90%程度まで低下した．37℃で保存した場合には濃度低下がより早かった．

c，d：0.5%（c）あるいは 1.0%（d）として自家調整した点眼薬の pH は 10 以上と高く，保存期間中に徐々に低下する傾向であった．

（文献 12 より許可を得て転載）

有効濃度のガンシクロビルが到達していることが，ウサギをモデルとして確認できた．我々はこれらの結果を踏まえて，冷所保存と定期的に新しく調整した薬剤への変更を徹底して，安全性を確保しつつ自家調整薬を慎重に使用している．

この結果は，個人的には CMC の重要性を改めて物語っているエピソードと捉えている．もちろん自家調整薬は感受性のある市販の点眼薬が存在しない，もしくはそもそも点眼薬が存在しない場合に，失明等のリスクのある患者にとってリスクベネフィットを鑑みて使用されるわけであり，筆者もその必要性については当然ながら理解している．しかしながら，自家調整薬は「本格的な CMC」のプロセスを経て設計されているわけではなく，ADME についても薬事承認に耐えられるレベルで製薬企業が検討しているわけでないことは知っておく必要があろう．

本稿では，眼薬理を理解するうえで，点眼薬の設計思想について知っておくことも重要であると考え紹介させていただいた．点眼薬は，有効成分を単純に水に溶かしたものではなく，効果と安全性を担保するために高度な設計が行われていることを最後にもう一度強調させていただきたく思う．

文 献

1) Awwad S, Mohamed Ahmed AHA, Sharma G, et al：Principles of pharmacology in the eye. Br J Pharmacol, **174**：4205-4223, 2017. doi：10.1111/bph.14024
   Summary 点眼薬の薬理学に関するわかりやすいレビュー．

2) Lanier OL, Manfre MG, Bailey C, et al：Review of Approaches for Increasing Ophthalmic Bioavailability for Eye Drop Formulations. AAPS

PharmSciTech, **22**： 107, 2021. doi： 10.1208/
s12249-021-01977-0

Summary 点眼薬のバイオアベイラビリティに
関するわかりやすいレビュー.

3) Mishima S, Gasset A, Klyce SD Jr, et al：Deter-
mination of tear volume and tear flow. Invest
Ophthalmol, **5**：264-276, 1966.

4) Runstrom G, Mann A, Tighe B：The fall and rise
of tear albumin levels：a multifactorial phenom-
enon. Ocul Surf, **11**：165-180, 2013. doi：10.1016/
j.jtos.2013.03.001

5) Sebbag L, Moody LM, Mochel JP：Albumin Levels
in Tear Film Modulate the Bioavailability of Med-
ically-Relevant Topical Drugs. Front Pharmacol,
10：1560, 2019. doi：10.3389/fphar.2019.01560

6) Novack GD, Robin AL：Ocular pharmacology. J
Clin Pharmacol, **56**：517-527, 2016. doi：10.1002/
jcph.634

7) Gaudana R, Ananthula HK, Parenky A, et al：
Ocular drug delivery. AAPS J, **12**： 348-360,
2010. doi：10.1208/s12248-010-9183-3

8) Moiseev RV, Morrison PWJ, Steele F, et al：Pene-
tration Enhancers in Ocular Drug Delivery. Phar-
maceutics, **11**： 321, 2019. doi：10.3390/pharma-
ceutics11070321

9) Bartlett JD, Boan K, Corliss D, et al：Efficacy of
silicone punctal plugs as adjuncts to topical
pharmacotherapy of glaucoma—a pilot study.
Punctal Plugs in Glaucoma Study Group. J Am
Optom Assoc, **67**：664-668, 1996.

10) Sherwin JC, Ratnarajan G, Elahi B, et al：Effect
of a punctal plug on ocular surface disease in
patients using topical prostaglandin analogues：
a randomized controlled trial. Clin Exp Ophthal-
mol, **46**：888-894, 2018. doi：10.1111/ceo.13311

11) Mitchell MJ, Billingsley MM, Haley RM, et al：
Engineering precision nanoparticles for drug
delivery. Nat Rev Drug Discov, **20**： 101-124,
2021. doi：10.1038/s41573-020-0090-8

12) Okumura N, Tanaka T, Fukui Y, et al：Stability,
safety, and pharmacokinetics of ganciclovir eye
drops prepared from ganciclovir for intravenous
infusion. Jpn J Ophthalmol, **63**：289-296, 2019.
doi：10.1007/s10384-019-00665-8

Monthly Book

OCULISTA
オクリスタ

2020. 3月増大号
No.
84

眼科鑑別診断の勘どころ

眼科における**鑑別診断にクローズアップした増大号！**
日常診療で遭遇することの多い疾患・症状を中心に、**判断に迷ったときの**
鑑別の"**勘どころ**"をエキスパートが徹底解説！

編集企画

柳　靖雄　旭川医科大学教授
2020年3月発行　B5判　182頁　定価（本体価格5,000円＋税）

主な目次

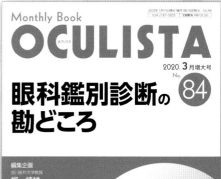
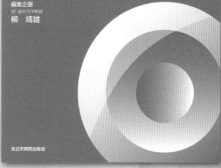

Monthly Book

OCULISTA
オクリスタ

2020. 3月増大号
No.
84

2020年3月15日発行(毎月1回15日発行)　No.84
ISSN 2187-5855　定価税別 MB OCULI

眼科鑑別診断の
勘どころ

編集企画
旭川医科大学教授
柳　靖雄

全日本病院出版会

全日本病院出版会
〒113-0033　東京都文京区本郷 3-16-4　Tel：03-5689-5989
www.zenniti.com　　　　　　　　　　　　Fax：03-5689-8030

MB OCULI. No. 107：66-72, 2022

特集／眼科医のための薬理学のイロハ

バイオマーカー探索と眼科への応用

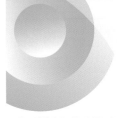

高田菜生子[*1]　中澤　徹[*2]

Key Words：　バイオマーカー(biomarker)，オミックス(omics)，ゲノムワイド関連解析(Genome Wide Association Study：GWAS)，メタボローム(metabolomics)，緑内障(glaucoma)

Abstract：多因子疾患におけるバイオマーカーの構築は，候補分子の網羅的・多層的な解析が不可欠である．近年，解析技術の向上により，遺伝子情報，蛋白情報，代謝物情報等を網羅的に解析することが可能となった．このような解析でさまざまなオミックス情報を得ることができ，すべての分子層を合わせて多層オミックス解析が行われるようにもなった．生体情報を一元的に捉えることができ，多因子疾患の発症予防や予後予測，治療法の開発につながるバイオマーカーの検索において大きな役割を担っている．失明原因の上位を占める加齢黄斑変性，緑内障を例として現在のバイオマーカーの研究の情報を共有するとともに，当科での試みも含めて報告する．

はじめに

バイオマーカー(biomarker)とは生体由来の物質・情報であり，疾患の発症有無や進行度とともに変化するため，それらを同定することで，疾患の発症予防，予後予測，治療法の開発等に役立てることができる．実際の臨床現場では，腫瘍マーカーのように疾患の発症に関連するバイオマーカーは，健診等でスクリーニングを行い，その数値が高い患者を二次医療機関に紹介し精査・早期診断につなげる重要な役割を担っている．また，重症化に関連するバイオマーカーは，診断早期にスクリーニング検査をあらかじめ行うことで，重症化を予測して早期から積極的な治療介入に踏み切ることができる．このようなバイオマーカーを利用した診療は，近い将来眼科領域においても現実的になってきている．

実際，眼科領域においては，血液・尿等の全身状態を反映する組織や，涙液，前房水，硝子体等の眼局所からの組織によるバイオマーカーの研究が盛んに行われている．眼底の OCT 画像等の imaging 情報もバイオマーカーの1つとして位置付けられている．

眼科疾患の多くは加齢性の疾患であり，これらの多くは多因子疾患(遺伝，習慣，環境)であると考えられている．加齢黄斑変性，糖尿病網膜症，緑内障等は多因子疾患として代表的な疾患である．多因子疾患の場合は，発症に関与する感受性遺伝子が同定されたとしても，単一遺伝子の疾患への効果は弱く，また，発症の時期や，予後に関しては習慣や環境因子の関与も大きくなり，それらの影響を考慮すると血液内の蛋白質や代謝物も含めた統合的な解析が必要である．また，さまざまな分子経路が疾患に関与していると考えられ，疾患特異的なバイオマーカーの構築には，疾患構造の層別化や，候補分子の網羅的・多層的な解析が不可欠である．

[*1] Naoko TAKADA，〒980-8574　仙台市青葉区星陵町 1-1　東北大学大学院眼科学教室
[*2] Toru NAKAZAWA，同，教授

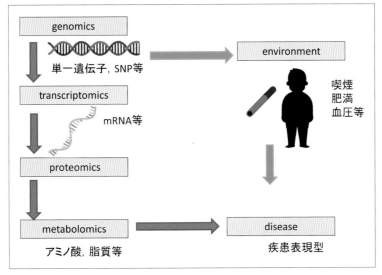

図 1. 多層オミックス解析によるバイオマーカー検索のアプローチ

特に，近年は解析技術の進歩で，遺伝子情報，蛋白情報，代謝物情報等を網羅的に解析することが可能となり，オミックス(omics)研究が盛んに行われている．オミックスとはギリシャ語で「すべて」を意味する接尾辞 ome に，「学問」を意味する接尾辞 ics を合成したことばである．ゲノム情報(gene)を扱う genomics から，特定の領域が転写されて生成される mRNA(transcript)を扱う transcriptomics，それを元に産生される蛋白情報(protein)を扱う proteomics，また，細胞の代謝物(metabolite)を扱う metabolomics とさまざまな「omics」が提唱され，盛んに研究が行われている．それぞれの分野において，網羅的な測定や解析から得られる知見・情報をまとめたものをオミックス情報と呼ぶ．生体システムのなかでこれらの異なる分子層で得られたオミックス情報を，さらに統合的に多層的に解析することで，疾患の一元的な解明につながり，予防や診断，治療，予後予測，また，新たなバイオマーカーを構築することが可能となる(図 1)．眼科分野におけるオミックス研究の成果をまとめながら，当科で行っている研究成果も交えて紹介する．

現在の主なオミックス解析手法

まず，オミックス研究で行われる主な解析手法を簡単に説明する．

1．Genomics(ゲノミクス)

ヒトゲノムプロジェクトによって 22,000 個の遺伝子が存在し，1,000 塩基のうち 1 つの割合で配列が異なることが判明した．この一塩基配列の変化である遺伝子多型(single nuculeotide polymorphism：SNP)が多様性を代表すると考えられている．単一，または数個の遺伝子で説明される疾患はわずかであり，いわゆる common disease とされる疾患の大半は，複数の遺伝子多型に影響され発症される多因子疾患である．ゲノムワイド関連解析(Genome Wide Association Study：GWAS)は 1,000 万以上の SNP のうち，代表的な 50〜100 万の SNP 情報をアレイシステムで網羅的に解析し，特定の疾患と連動する SNP 情報をみつけ出す手法である．SNP 情報を位置情報として，その近傍に存在する感受性遺伝子を疾患に特異的な遺伝子としてリスト化することが可能となる．

2．Proteomics(プロテオミクス)

種々の電気泳動やクロマトグラフィーを組み合わせて，細胞・組織間での蛋白質の発現，構造，機能を網羅的に解析する手法である．ゲノム情報のみではなく実際に細胞内で機能している蛋白質の情報を付加することで，より疾患メカニズムを統合的に解析することが可能となる．

3．Metabolomics(メタボロミクス)

生物が生命維持の活動のために算出する代謝物を，質量分析によって包括的・網羅的に測定する

手法である．代謝物は遺伝子発現情報のもっとも下流の結果と位置付けられ，ゲノミクスやプロテオミクスと比較して表現型に隣接しており，より直接的な疾患との関連を解析することが可能である．

眼科学分野への応用

1．加齢黄斑変性

加齢黄斑変性（AMD）においては，*CFH* をはじめとする補体系の遺伝子領域，*ARMS2-HTRA1*，*TIMP3* をはじめとする細胞間基質代謝，*APOE* 等の脂質輸送・代謝等に関連する遺伝子領域が，多数の GWAS 研究によって報告されている[1]．これらの遺伝子は喫煙との遺伝子背景も共有しており[2]，DNA のメチレーションや mRNA のトランスクリプトミクスの解析からは，酸化ストレスの関与も示唆されている[3]．このように，これまでの感受性遺伝子領域の同定，pathway 解析より AMD の病態解明につながる多くの知見が得られている．ゲノムの下流である，プロテオミクス，メタボロミクスにおいても，血液や尿，前房水や硝子体液，ドルーゼンといった多種の眼組織を用いて盛んに行われ，免疫システムの活性化に関与する蛋白，細胞外基質の代謝に関与する蛋白，脂質代謝に関与する蛋白等，ゲノミクスで提唱されたオミックス情報と合致するオミックス情報が多数得られている[4]．

多層オミックスの成果として確認されている血漿中のバイオマーカーの例として，phospholipid transfer protein（PLTP），mannan-binding lectin serine protease 1（MASP1）がある．これらの蛋白は AMD の感受性遺伝子である *ARMS2*，*CFH* によって発現され，網膜色素上皮細胞から酸化ストレス刺激によって mRNA とともに発現が上昇することが確認されている．AMD 患者においてこの 2 つの蛋白の血漿中濃度が上昇していることが確認され，この蛋白は新たな診断バイオマーカーとして提唱されている[5]．また，さまざまな多層オミックス情報を掛け合わせることが診断に有用

であるといった報告もある．血漿中の蛋白である carboxyethylpyrrole（CEP）が単独で 76％の一致率で AMD を診断し，そこに感受性遺伝子領域である *ARMS2-HTRA1*，*CFH* 等の SNP 情報と合わせると 80％まで診断力が向上する[6]．また，血漿中の補体（C3a，Bb，C5a）に感受性遺伝子情報を合わせると 94％まで診断率が向上する[7]，といった報告がなされている．もともと遺伝情報の貢献も大きい加齢黄斑変性分野においては，オミックス研究，多層オミックス研究の成果が著しい分野であり，新たな疾患バイオマーカーの確立を期待したい．

2．広義開放隅角緑内障

緑内障の分野，特に primary open angle glaucoma（POAG）においては，myocilin（*MYOC*，*GLC1A*），optinuerin（*OPTN*，*GLC1E*）[8]，WD repeat domain 36（GLC1G）[9]が常染色体優性遺伝性の緑内障の単一遺伝子として報告されている．*MYOC* は眼圧上昇に関与し，若年発症の POAG に多くみられる遺伝子変異である[10]．また，*OPTN* は正常眼圧緑内障（NTG）に多く網膜神経節細胞のアポトーシス刺激において保護的に働くとされる．しかしながら，これらの単一遺伝子で説明できるものは緑内障全体の 10％でしかなく[11]，緑内障の多くは多因子疾患である．

POAG に関してもこれまで多くの GWAS 研究が行われている．人種間で多様な結果を示すが，これまでの報告をまとめると，細胞膜陥入等，細胞骨格に関与する遺伝子である *CAV1/CAV2*，*EXOC2*，*AFAP1*，*FMNL2*，細胞周期や細胞増殖に関与する TGFβ と関連のある *CDKNA1*，*CDKN2B-AS1*，分子輸送に関する *ABCA1*，シナプス間接着に関する *CADM2*，Ca イオンバランスの制御に関する *TMCO1*，転写因子の *SIX6*，*LMX1β*，リンパ球の発達に関する *IKZF2*，脂質代謝に関する *DGKG*，血管抵抗に関与する *CAV1* 等，人種間での共通な遺伝子領域も明らかになってきた[12][13]．これらの遺伝子領域の多くは，眼圧，垂直 C/D 比，中心角膜厚といった緑内障の指標と

なる表現型とも関連することが判明している[14].

POAGにおいてさまざまな遺伝子領域が報告されているが，人種間で異なる遺伝子領域も多く，大規模GWASの多くは欧米を対象としたものである．そのため当科では，日本人に特異的な遺伝子領域の同定を目的として，理化学研究所との共同研究において，バイオバンクジャパンで収集された開放隅角緑内障患者3,980名と対照群18,815名を対象に，約600万のSNPのGWASを行った．この日本人を対象とした大規模なGWASは初であり，これまで報告されてきた4つの既知の遺伝子領域（*ABCA1*，*AFAP1*，*CDKN2B-AS1*，*SIX6*）に加えて，新たに7か所の遺伝子領域（*FNDC3B*，*ANKRD55-MAP3K1*，*LMX1B*，*LHPP*，*HMGA2*，*MEIS2*，*LOXL1*）が同定された．これらの遺伝子領域と関連する遺伝子の眼組織への発現を調べたところ，いずれも網膜，線維柱帯組織での発現が認められた．Pathway解析においても，網膜神経節細胞の発生や軸索成長に関与すると報告されている上皮成長因子受容体シグナルであることも判明した．BMIや血圧といった生活習慣の形質に関して遺伝的背景の共有も検討したところ，2型糖尿病や心血管病とも遺伝的背景を共有していることが判明した．以上，当科の研究より，日本人に特徴的な新たなSNP情報を同定し，実際の眼組織への発現や機能を確認し，新たな疾患機序を提唱することができた[15)16)]．今後はヒト組織や疾患動物モデル等を用いて，これらのpathwayの検討を行っていきたい．

一方，NTGにおいても，POAGと比較すると数は少ないが，GWAS研究が行われ，アポトーシスに関連する*SRBD1*，*ELOVL5*，糖代謝に関連する*HK2*，シナプス間輸送に関連する*NCK2*，リモデリングに関連する*MMP9*，RhoA/RhoA kinaseの経路に関連する*ARHGEF12*，酵素機能に関連する*ELOVL5*，転写因子である*SIX1/SIX6*，炎症反応制御に関与する*TBK1*等が疾患感受性遺伝子領域として報告されている[17)]．これらの情報は眼圧非依存性の病態解明に一役買って

おり，今後さらなる検証が新たなバイオマーカーの確立につながると考えられる．

多数の疾患感受性の遺伝子領域の同定はされているが，通常，それら1つ1つの疾患への貢献度は小さいものである．そこで，疾患に関連するとされるSNPの数により多遺伝子リスクスコア（polygenic risk score：PRS）を作成し，疾患や表現型との関連を評価する手法がとられるようになった．多因子疾患を相手にした場合は，このようなPRSの手法の有用性が報告されている．これまでに，POAGや眼圧上昇と関連するとされるSNP情報を用いてPRSを作成し，高いリスクスコア群は疾患オッズ比5.6倍で判定できるといった報告等[18)]，複数の報告がなされている．

緑内障におけるトランスクリプトミクス，プロテオミクスやメタボロミクスにおいては，線維柱体細胞や，視神経，前房水，リンパ球，血漿中等，種々の組織での報告がある．線維柱体においては炎症に関与する因子，抗酸化に関与する因子，細胞接着等に関与するmRNAや蛋白の報告があり，いずれも眼圧上昇に関連する因子と考えられている[19)]．また，前房水中においても炎症性，抗酸化，脂質代謝に関する因子の報告が目立つ[19)]．視神経乳頭部においても，炎症や細胞増殖に関する因子が報告され，アストロサイトの活性に関与していると考えられている[19)]．血漿中においても，免疫関連の蛋白の報告が多く，眼球組織に対する自己抗体が蛋白スクリーニングで報告されている[19)20)]．これらの成果から，細胞骨格，炎症，加齢による酸化ストレス障害等の機序が，眼圧上昇や緑内障病態に関連することが示唆され，関連物質が新たなバイオマーカーの候補として盛んに研究されている．

当科における新たなバイオマーカーの探索の試みもいくつか紹介する．動物モデルではあるが，視神経障害を原因とした網膜神経節細胞（RGC）死に関連する分子機能の網羅的解析を目的とし，緑内障モデルマウスである視神経挫滅マウスの網膜を用いてメタボローム解析を行った．その結

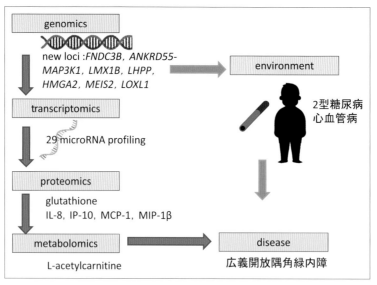

図 2. 当科におけるオミックス解析

果, RGC 死に先立って, 網膜内の核酸塩基が減少し, 複数種のリン脂質が増加することが判明した. また, RGC 死が進行するに従って, カルニチン関連代謝物が増加することがわかり, 局在を評価すると特に網膜の神経節細胞層において L-acetylcarnitine が増加していることが判明した. このことから, 核酸塩基やリン脂質の代謝異常が眼圧非依存による RGC 死に関連している可能性があり, また, L-acetylcarnitine は緑内障進行度を予測するバイオマーカーとして期待される[21]. ヒトの組織を用いた研究に関しても, それぞれの症例数は少ないが, いくつか報告している. 緑内障患者(POAG)における前房水中の mRNA のプロファイリングを報告し, 疾患に特異性のある mRNA をリスト化することができた[22]. また, リンパ球中のグルタチオンを測定・解析し, 緑内障患者(POAG)においては酸化グルタチオンの上昇を認めた. グルタチオンはミトコンドリア機能を反映する代謝物であり, 酸化グルタチオンの上昇はミトコンドリア機能低下を示唆し, この機序が緑内障病態に関与することが示唆された[23]. また, 緑内障患者(POAG)の前房水中のサイトカインを網羅的に評価し, IL-8, IP-10, MCP-1, MIP-1β の上昇がみられ, 眼圧上昇に関与しているとの報告をした[24]. いずれも再現性や, より大きな母集団での検討を要す段階の研究成果ではあるが, 今後, ヒトの臨床検体での解析やコホート研究においてゲノム情報やメタボローム情報, プロテオーム情報を合わせた多層オミックス解析を通じて, 緑内障の疾患予防に関する新たなバイオマーカーの構築を目指したい(図 2).

また, 当科では RGC 死を制御する物質として以前からカルパイン(calpain)に着目して, 緑内障疾患モデルにおける病態解明を行ってきた[25)26)]. カルパインは酸化ストレスに関連する物質であり, 酸化ストレス障害バイオマーカーの実臨床への応用の試みとして, 当科では実際に外来診療患者において, 簡便に測定できる血液中酸化ストレスの指標である dROM, 抗酸化力の指標である BAP を測定している. 緑内障患者は正常コントロールに比べて dROM の値が高く, BAP が低い傾向にある[27]. また, 特に酸化ストレスに関連する疾患として有名な睡眠時無呼吸症候群を合併する緑内障患者においては, より dROM の値が高く, 視野障害の進行スピードが早いといった報告も行っている[28]. このように, 酸化ストレス障害による緑内障性障害の関与を示し, 実際に緑内障診療において血液中の酸化ストレスを評価することで, 予後予測等の治療方針決定に役立てている. 治療への応用に関しても, 当科では抗酸化力のある物質スクリーニングも行っており, ヘスペリジン(hesperidin)等いくつかの候補物質を用い

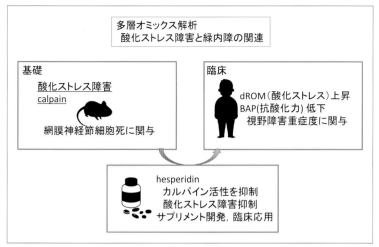

図 3. 当科における緑内障におけるバイオマーカー
（酸化ストレス）の活用

たサプリメントの開発も行っている[29)30)]．このような当科で行っている実臨床を見据えた研究スタイルの構築も，新たなバイオマーカーの確立に近づくスタイルと考えている（図3）．

おわりに

近年の解析技術の発達により，オミックス研究をはじめ多層的・網羅的に解析することが可能となった．さまざまなpathwayや候補因子が同定されてきており，新たな疾患バイオマーカーの確立が期待される．眼科領域においても，バイオマーカーを駆使した診療が近い将来可能になると考えられる．

文　献

1) Fritsche LG, Igl W, Bailey JN, et al：A large genome-wide association study of age-related macular degeneration highlights contributions of rare and common variants. Nat Genet, **48**(2)：134-143, 2016.

2) Naj AC, Scott WK, Courtenay MD, et al：Genetic factors in nonsmokers with age-related macular degeneration revealed through genome-wide gene-environment interaction analysis. Ann Hum Genet, **77**：215-231, 2013.

3) Hunter A, Spechler PA, Cwanger A, et al：DNA methylation is associated with altered gene expression in AMD. Invest Ophthalmol Vis Sci, **53**：2089-2105, 2012.

4) Lambert NG, ElShelmani H, Singha MK, et al：Risk factors and biomarkers of age-related macular degeneration. Prog Retin Eye Res, **54**：64-102, 2016.

5) Kim HJ, Ahn SJ, Woo SJ, et al：Proteomics-based identification and validation of novel plasma biomarkers phospholipid transfer protein and mannan-binding lectin serine protease-1 in age-related macular degeneration. Sci Rep, **6**：32548, 2016.

6) Gu J, Pauer GJ, Yue X, et al：Assessing susceptibility to age-related macular degeneration with proteomic and genomic biomarkers. Mol Cell Proteomics, **8**：1338-1349, 2009.

7) Reynolds R, Hartnett ME, Atkinson JP, et al：Plasma complement components and activation fragments：associations with age-related macular degeneration genotypes and phenotypes. Invest Ophthalmol Vis Sci, **50**：5818-5827, 2009.

8) Rezaie T, Child A, Hitchings R, et al：Adult-onset primary open-angle glaucoma caused by mutations in optineurin. Science, **295**(5557)：1077-1079, 2002.

9) Monemi S, Spaeth G, DaSilva A, et al：Identification of a novel adult-onset primary open-angle glaucoma(*POAG*) gene on 5q22.1. Hum Mol Genet, **14**(6)：725-733, 2005.

10) Stone EM, Fingert JH, Alward WL, et al：Identification of a gene that causes primary open angle glaucoma. Science, **275**(5300)：668-670, 1997.

11) Weinreb RN, Aung T, Medeiros FA：The patho-physiology and treatment of glaucoma：a review. JAMA, **311**(18)：1901-1911, 2014.

12) Lauwen S, de Jong EK, Lefeber DJ, et al：Omics Biomarkers in Ophthalmology. Invest Ophthalmol Vis Sci, **58**：BIO88-BIO98, 2017.
Summary 眼科学分野におけるオミックス研究についてまとめた論文.

13) Kang JH, Loomis SJ, Yaspan BL, et al：Vascular tone pathway polymorphisms in relation to primary open-angle glaucoma. Eye(Lond), **28**(6)：662-671, 2014.

14) Zukerman R, Harris A, Vercellin AV, et al：Molecular Genetics of Glaucoma：Subtype and Ethnicity Considerations. Genes(Basel), **12**(1)：55, 2020.

15) Shiga Y, Akiyama M, Nishiguchi KM, et al：Genome-wide association study identifies seven novel susceptibility loci for primary open-angle glaucoma. Hum Mol Genet, **27**(8)：1486-1496, 2018.
Summary 日本人のPOAGにおけるGWAS結果を示した論文.

16) Shiga Y, Nishiguchi KM, Kawai Y, et al：Genetic analysis of Japanese primary open-angle glaucoma patients and clinical characterization of risk alleles near CDKN2B-AS1, SIX6 and GAS7. PLoS One, **12**(12)：e0186678, 2017.

17) Gharahkhan P, Jorgenson E, Hysi P, et al：Genome-wide meta-analysis identifies 127 open-angle glaucoma loci with consistent effect across ancestries. Nat Commun, **12**：1258, 2021.

18) MacGregor S, Ong JS, An J, et al：Genome-wide association study of intraocular pressure uncovers new pathways to glaucoma. Nat Genet, **50**：1067-1071, 2018.

19) Tezel G：A Decade of the Proteomics Studies of Glaucomatous Neurodegeneration. Proteomics Clin Appl, **8**：154-167, 2014.

20) Beutgen VM, Perumal N, Pfeiffer N, et al：Auto-antibody Biomarker Discovery in Primary Open Angle Glaucoma Using Serological Proteome Analysis(SERPA). Front Immunol, **10**：381, 2019.

21) Sato K：Metabolomic changes in the mouse retina after optic nerve injury. Sci Rep, **8**(1)：11930, 2018.

22) Tanaka Y, Tsuda S, Kunikata H, et al：Profiles of extracellular miRNAs in the aqueous humor of glaucoma patients assessed with a microarray system. Sci Rep, **4**：5089, 2014.

23) Yabana T, Sato K, Shiga Y, et al：The relationship between glutathione levels in leukocytes and ocular clinical parameters in glaucoma. PLoS One, **14**(12)：e0227078, 2019.

24) Kokubun T, Tsuda S, Kunikata H, et al：Characteristic Profiles of Inflammatory Cytokines in the Aqueous Humor of Glaucomatous Eyes. Ocul Immunol Inflamm, **26**(8)：1177-1188, 2018.

25) Ryu M, Yasuda M, Shi D, et al：Critical role of calpain in axonal damage-induced retinal ganglion cell death. J Neurosci Res, **90**：802-815, 2012.

26) Yokoyama Y, Maruyama K, Yamamoto K, et al：The role of calpain in an in vivo model of oxidative stress-induced retinal ganglion cell damage. Biochem Biophys Res Commun, **451**(4)：510-515, 2014.

27) Asano Y, Himori N, Kunikata H, et al：Age- and sex-dependency of the association between systemic antioxidant potential and glaucomatous damage. Sci Rep, **7**(1)：8032, 2017.

28) Yamada E, Himori N, Kunikata H, et al：The relation ship between increased oxidative stress and visual field defect progression in glaucoma patients with sleep apnoea syndrome. Acta Ophthalmol, **96**(4)：e479-e484, 2018.

29) Maekawa S, Sato K, Fujita K, et al：The neuroprotective effect of hesperidin in NMDA-induced retinal injury acts by suppressing oxidative stress and excessive calpain activation. Sci Rep, **7**：6885, 2017.
Summary NMDA障害モデルにおけるヘスペリジンによる神経保護効果を示した論文.

30) Himori N, Inoue-Yanagimachi M, Omodaka K, et al：The Effect of Dietary Antioxidant Supplementation in Patients with Glaucoma. Clin Ophthalmol, **15**：2293-2300, 2021.

好評

臨床実習で役立つ

形成外科診療・救急外来処置
ビギナーズマニュアル

ー日医大形成外科ではこう学ぶ！ー

編集 **小川 令** 日本医科大学形成外科主任教授

2021年4月発行　B5版　オールカラー　定価7,150円（本体6,500円＋税）　306頁

臨床の現場で活きる診察法から基本的な処置法・手術法を、日医大形成外科の研修法網羅した入門書。各疾患の押さえておくべきポイント・注意事項が箇条書き記述でサッと確認でき、外科系医師にも必ず役立つ一書です。

約120問の確認問題で医学生の国家試験対策にもオススメ！

目次

内容紹介動画もぜひご覧ください！

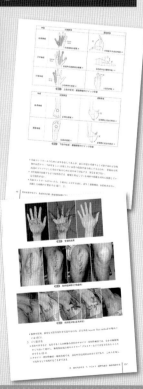

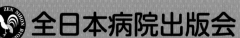

全日本病院出版会　〒113-0033 東京都文京区本郷3-16-4　Tel:03-5689-5989
www.zenniti.com　Fax:03-5689-8030

FAXによる注文・住所変更届け

改定：2015年1月

　毎度ご購読いただきましてありがとうございます．

　読者の皆様方に小社の本をより確実にお届けさせていただくために，FAX でのご注文・住所変更届けを受けつけております．この機会に是非ご利用ください．

◇ご利用方法

　FAX 専用注文書・住所変更届けは，そのまま切り離して FAX 用紙としてご利用ください．また，注文の場合手続き終了後，ご購入商品と郵便振替用紙を同封してお送りいたします．**代金が 5,000 円をこえる場合，代金引換便とさせて頂きます．** その他，申し込み・変更届けの方法は電話，郵便はがきも同様です．

◇代金引換について

　本の代金が 5,000 円をこえる場合，代金引換とさせて頂きます．配達員が商品をお届けした際に，現金またはクレジットカード・デビットカードにて代金を配達員にお支払い下さい(本の代金＋消費税＋送料)．(※年間定期購読と同時に 5,000 円をこえるご注文を頂いた場合は代金引換とはなりません．郵便振替用紙を同封して発送いたします．代金後払いという形になります．送料は定期購読を含むご注文の場合は頂きません)

◇年間定期購読のお申し込みについて

　年間定期購読は，1 年分を前金で頂いておりますため，代金引換とはなりません．郵便振替用紙を本と同封または別送いたします．送料無料，また何月号からでもお申込み頂けます．

　毎年末，次年度定期購読のご案内をお送りいたしますので，定期購読更新のお手間が非常に少なく済みます．

◇住所変更届けについて

　年間購読をお申し込みされております方は，その期間中お届け先が変更します際，必ずご連絡下さいますようよろしくお願い致します．

◇取消，変更について

　取消，変更につきましては，お早めに FAX，お電話でお知らせ下さい．

　返品は，原則として受けつけておりませんが，返品の場合の郵送料はお客様負担とさせていただきます．その際は必ず小社へご連絡ください．

◇ご送本について

　ご送本につきましては，ご注文がありましてから約 1 週間前後とみていただきたいと思います．お急ぎの方は，ご注文の際にその旨をご記入ください．至急送らせていただきます．2〜3 日でお手元に届くように手配いたします．

◇個人情報の利用目的

　お客様から収集させていただいた個人情報，ご注文情報は本サービスを提供する目的(本の発送，ご注文内容の確認，問い合わせに対しての回答等)以外には利用することはございません．

　その他，ご不明な点は小社までご連絡ください．

株式会社 全日本病院出版会　〒113-0033 東京都文京区本郷 3-16-4-7 F　電話 03(5689)5989　FAX03(5689)8030　郵便振替口座 00160-9-58753

FAX 専用注文書

年　月　日

○印	MB　OCULISTA 5周年記念書籍	定価(税込)	冊数
	すぐに役立つ眼科日常診療のポイント—私はこうしている—	10,450 円	

(本書籍は定期購読には含まれておりません)

○印	MB　OCULISTA	定価(税込)	冊数
	2022 年 ＿ 月〜12 月定期購読(No.＿〜117：計＿冊)(送料弊社負担)		
	2021 年バックナンバーセット(No. 94〜105：計 12 冊)(送料弊社負担)	41,800 円	
	No. 106　角結膜疾患における小手術—基本手技と達人のコツ—	3,300 円	
	No. 105　強度近視・病的近視をどう診るか	3,300 円	
	No. 104　硝子体混濁を見逃さない！	3,300 円	
	No. 103　眼科医のための学校保健ガイド—最近の動向—	3,300 円	
	No. 102　水晶体脱臼・偏位と虹彩欠損トラブル	3,300 円	
	No. 101　超高齢者への眼科診療—傾向と対策—	3,300 円	
	No. 100　オキュラーサーフェス診療の基本と実践	3,300 円	
	No. 99　斜視のロジック 系統的診察法	3,300 円	
	No. 96　眼科診療ガイドラインの活用法 増大号	5,500 円	
	No. 84　眼科鑑別診断の勘どころ 増大号	5,500 円	
	No. 72　Brush up 眼感染症—診断と治療の温故知新— 増大号	5,500 円	
	No. 60　進化する OCT 活用術—基礎から最新まで— 増大号	5,500 円	
	その他号数 (号数と冊数をご記入ください)　No.		

○印	書籍・雑誌名	定価(税込)	冊数
	目もとの上手なエイジング 新刊	2,750 円	
	美容外科手術—合併症と対策—	22,000 円	
	ここからスタート！眼形成手術の基本手技	8,250 円	
	超アトラス 眼瞼手術—眼科・形成外科の考えるポイント—	10,780 円	
	PEPARS No. 171 眼瞼の手術アトラス—手術の流れが見える— 増大号	5,720 円	
	PEPARS No. 147 美容医療の安全管理とトラブルシューティング 増大号	5,720 円	

お名前　フリガナ　　　　　　　　　　　　　　　㊞　　診療科

ご送付先　〒　　−　　　　　□自宅　□お勤め先

電話番号　　　　　　　　　　　　　□自宅　□お勤め先

雑誌・書籍の申し込み合計 5,000 円以上のご注文は代金引換発送になります

—お問い合わせ先—
㈱全日本病院出版会営業部
電話　03(5689)5989

FAX 03(5689)8030

年　　月　　日

住 所 変 更 届 け

お 名 前	フリガナ	
お客様番号		毎回お送りしています封筒のお名前の右上に印字されております8ケタの番号をご記入下さい。
新お届け先	〒　　　　　都 道 　　　　　府 県	
新電話番号	（　　　　　　）	
変更日付	年　　月　　日より	月号より
旧お届け先	〒	

※ 年間購読を注文されております雑誌・書籍名に✓を付けて下さい。

- ☐ Monthly Book Orthopaedics （月刊誌）
- ☐ Monthly Book Derma. （月刊誌）
- ☐ 整形外科最小侵襲手術ジャーナル （季刊誌）
- ☐ Monthly Book Medical Rehabilitation （月刊誌）
- ☐ Monthly Book ENTONI （月刊誌）
- ☐ PEPARS （月刊誌）
- ☐ Monthly Book OCULISTA （月刊誌）

FAX 03-5689-8030

全日本病院出版会行

Monthly Book OCULISTA バックナンバー一覧

2022.1. 現在

通常号 3,300 円(本体 3,000 円＋税)　　増大号 5,500 円(本体 5,000 円＋税)

各目次等の詳しい内容はホームページ(www.zenniti.com)をご覧ください.

編集主幹：村上　晶　順天堂大学教授	No. 107　編集企画：
高橋　浩　日本医科大学教授	土至田　宏　順天堂大学医学部附属
堀　裕一　東邦大学教授	静岡病院先任准教授

Monthly Book OCULISTA　No. 107

2022 年 2 月 15 日発行（毎月 15 日発行）
定価は表紙に表示してあります．
Printed in Japan

発行者　　末 定 広 光
発行所　　株式会社　全日本病院出版会
〒 113-0033 東京都文京区本郷 3 丁目 16 番 4 号 7 階
電話　（03）5689-5989　Fax（03）5689-8030
郵便振替口座 00160-9-58753

印刷・製本　三報社印刷株式会社　　電話（03）3637-0005
広告取扱店　㈱メディカルブレーン　　電話（03）3814-5980

© ZEN・NIHONBYOIN・SHUPPANKAI, 2022